Borderline –
Heilung ist möglich

Bernd A. Pelzer

Borderline – Heilung ist möglich

Ratgeber für Borderline-Betroffene

Die Informationen in diesem Buch sind nach bestem Wissen und Gewissen zutreffend und korrekt. Das Buch soll ein Ratgeber für Betroffene der Borderline-Persönlichkeitsstörung sein und ist kein Ersatz für eine fundierte ärztliche oder psychotherapeutische Therapie. Alle hier gegebenen Fallbeispiele sind aus den Berichten verschiedener Patienten entwickelt worden und repräsentieren keine spezielle lebende oder tote Person. Jede Ähnlichkeit mit lebenden oder toten Personen wäre rein zufällig und ohne jede Absicht erfolgt. Alle Empfehlungen in diesem Ratgeber erfolgen ohne jegliche Garantie von Seiten des Autors oder des Verlages. Sowohl der Autor als auch der Verlag lehnen jede Verantwortung für die Anwendung der gegebenen Informationen ab.

Die Deutsche Nationalbibliothek verzeichnet diese Publikation in der Deutschen Nationalbibliografie; detaillierte bibliografische Daten sind im Internet über dnb.d-nb.de abrufbar.

Herstellung und Verlag:
Books on Demand GmbH, Norderstedt

ISBN 9783839145890

Inhalt

Vorwort

Dieses Buch möchte Betroffene der Borderline-Persönlichkeitsstörung über die Krankheit, deren Entstehung und adäquate Therapiemöglichkeiten informieren. Ebenso soll es Partner von Betroffenen dafür sensibilisieren, innerhalb der Beziehung den Betroffenen besser zu verstehen und gemeinsam mit ihm Heilungschancen wahrzunehmen.

Entgegen der Meinung vieler anderer Therapeuten bin ich der Meinung, dass die Borderline-Störung oftmals durch eine entsprechende Therapie geheilt werden kann. Hierfür müssen multimodale Therapiekonzepte in Anspruch genommen werden. Das bedeutet, die kausalen Ursachen der Störung, welche überwiegend in der Kindheit entstanden sind, ausreichend und erfolgreich zu bearbeiten. In jedem Fall lässt sich jedoch ein „besseres Funktionieren" in der Welt des Borderline-Betroffenen erreichen. Dafür werden in diesem Buch neben der ausführlichen Beschreibung der Störung entsprechende Therapien und Selbsthilfekonzepte vorgestellt

Dieses Buch ist für Betroffene, deren Angehörige und Menschen geschrieben, die mehr über die Borderline-Störung wissen möchten. Aus diesem Grund wurde so weit es eben geht auf medizinisch-psychologische Fachbegriffe verzichtet. Da sich dies jedoch nicht immer ganz vermeiden ließ, finden Sie im Text hin und wieder kleine Anmerkungen und Erklärungen.

Ganz wichtig ist mir der Hinweis, dass es sich bei der Borderline-Störung um eine ernste Krankheit handelt. Eine Krankheit, von der unterschiedlichste Menschen betroffen sind. Bis zu 2 Prozent der Gesamtbevölkerung der Industrieländer sollen nach neuesten Schätzungen der Vereinigung der amerikanischen Psychiater von der Borderline-Störung betroffen sein. Damit haben mehr Menschen die Borderline-Störung als etwa Rheuma oder andere chronische Krankheiten.

Diese Schätzungen scheinen jedoch immer noch sehr vorsichtig zu sein. Therapeuten sprechen von 15–30 Prozent Borderline-Diagnosen bei allen Patienten, die sich in eine Psychotherapie begeben. Auffällig hoch ist in allen statistischen Erhebungen der Frauenanteil mit der Diagnose „Borderline". Schätzungen gehen von bis zu 70 Prozent weiblicher Patienten aus.

Sofern ich in diesem Buch von „Borderlinern" oder einem „Borderliner" spreche, meine ich das natürlich geschlechtsunspezifisch. Sofern ich die männliche Form gewählt habe, gilt das Beschriebene natürlich auch für die weibliche Form (und umgekehrt).

Borderline-Betroffene sind nicht böse. Sie sind keine schlechteren Menschen als alle anderen. Sie leiden an einer Krankheit! Wenn auch so manches Fallbeispiel in diesem Buch sensibilisieren oder gar erschrecken mag, so dient es doch dazu, mit seiner Authentizität über diese Krankheit aufzuklären.

Alle hier beschriebenen Fallbeispiele sind anonymisiert und in den Rahmenumständen ausreichend verändert, um den Patientenschutz der Betroffenen zu gewährleisten. Alle Betroffenen haben selbstverständlich eingewilligt, ihre anonymisierte Geschichte wiederzugeben.

Einleitung

Als sie am Straßenrand entlanggeht, baut sich wieder diese immense Spannung auf. Ein Gefühl, von dem sie nicht weiß, wann es kommt und warum es kommt. Ein Gefühl zwischen eigener Ablehnung und innerer Leere. Das Gefühl macht sie rasend, aggressiv, wütend. Maria horcht in sich hinein, aber auch heute gibt es keine Erklärung für dieses miese Gefühl. Nichts ist anders als sonst, nichts Besonderes ist geschehen. Es ist eben wie immer. Ein schaler Geschmack negativer Emotionen. Ihr Freund geht ihr durch den Kopf, die Schule, die Eltern. Eine Mischung kurzer Alltagssequenzen zieht vor ihrem inneren Auge ab.

Maria sieht den Lastwagen herannahen. Der Getränkelaster muss an der etwa 50 Meter weit entfernten Ampel halten. Sie bleibt stehen. Der Laster fährt an, beschleunigt und nähert sich. Maria geht entschlossen auf die Straße, um sie so knapp wie möglich vor dem Lkw zu überqueren. Der Lkw-Fahrer macht eine Notbremsung. Sie springt nach vorne. Der grüne Bierlaster streift ihre im Wind nach hinten fliegenden langen blonden Haare. Autofahrer im Gegenverkehr bremsen mit schreckgeweiteten Augen. Der Lastwagenfahrer brüllt nach einer Schrecksekunde etwas sehr Unflätiges aus dem Wagenfenster. Maria erreicht die gegenüberliegende Straßenseite. Ihr Herz klopft, sie schnappt nach Luft. Die Spannung fällt nach und nach von ihr ab. Sie setzt ihren Weg auf der gegenüberliegenden Straßenseite fort.

Maria Jovankovic ist eine hübsche 19-jährige Schülerin. Was sie mir in der ersten Therapiesitzung erzählt, ist beispielgebend für viele Betroffene. Sie könne nichts gegen diese Gefühle tun. Oft müsse sie sich selbst dadurch bestrafen, dass sie sich mit der Nagelschere unter den Fingernägeln verletze. Es komme mindestens ein- bis zweimal in der Woche vor. Die Nummer mit dem Lkw habe sie in den letzten zwei Jahren bereits fünfmal mehr oder weniger gleich durchgezogen. Maria erzählt davon, wie alles begann, als ihre Eltern mit der kleinen Tochter aus dem kriegsgebeutelten Ex-Jugoslawien fliehen mussten. Sie erinnert sich daran, dass sie lange in einem Krankenhaus gewesen sei, ohne ihre Mutter sehen zu dürfen. Der Vater sei an der Front gewesen. Niemand wusste, ob er zurückkehren würde. Es sind Bilderfetzen, die ihr nach und nach wieder in den Sinn kommen. Der tote Großvater, von dessen aufgebahrter Leiche sie sich habe verabschieden müssen. Eine düstere Erinnerung an einen fremden Onkel, der in ihr Bett gestiegen sei. Eine schwere Kindheit, mag man denken … Dennoch schildert Maria mir, dass ihre Eltern sich ganz liebevoll um sie kümmern würden. Der Vater sei Büroangestellter in einer Fabrik, die Mutter arbeite als Haushaltshilfe. Maria senkt den Blick, schaut zu Boden.

> „Ich fühle mich wirklich mies, weil ich meinen Eltern so viel Stress mache …“

Sie berichtet vom versauten Abitur und dass sie keine Perspektive habe. Sie berichtet von dieser Wut und diesem Jähzorn, der sie oft aus heiterem Himmel überkomme.

Es habe alles damit angefangen, dass sie eines Tages festgestellt habe, dass ihre Beine, besser gesagt ihr ganzer Unterkörper viel zu dick sei. Sie könne sich damit nicht abfinden. Ihre Beine seien ihr fremd geworden.

Alle anderen seien hübscher, intelligenter, erfolgreicher in Schule und Beruf.

Sie habe einen Freund gehabt. Der habe sie geschlagen. Oft habe sie mit ihm exzessiv getrunken oder vier bis fünf Joints am Tag mit ihm geraucht. Sie sei tierisch eifersüchtig gewesen, habe mehrmals morgens die Klasse verlassen, um ihn anzurufen, sich zu überzeugen, was er tue und vor allem mit wem. Obwohl er so aggressiv gewesen sei, habe sie alles getan, was er wollte. Maria weint und erzählt, dass sie ihn nicht loslassen konnte, ihm hörig war.

> „Je mehr meine Eltern ihn ablehnten, desto mehr fühlte ich mich zu ihm hingezogen."

Sie erzählt, dass sie, seit sie etwa 5 Jahre alt sei, diese Gefühle von Leere und Langeweile zu gut kenne. Sonntage seien ganz furchtbar schlimm. Sie gehe in ihrem Zimmer auf und ab wie ein Tiger im Käfig. Sie sei dann nicht imstande zu irgendeiner sinnvollen Handlung. Sobald die Rahmenhandlungen des Alltags fehlen, komme dieses üble Gefühl aus ihrem Inneren wieder. Diese grenzenlose Einsamkeit.

> „Ich bin in mir selbst gefangen, mutterseelenallein."

Sie schaut mich mit glänzenden Augen an. Die Hilflosigkeit scheint aus ihren Augen. Es seien oft so diffuse Ängste, die ihr den Atem rauben würden. Aus den Ängsten könne auch sehr schnell Zorn werden, wenn irgendetwas nicht gelinge. Ganz schlimm werde es, wenn ihre Mutter sie wegen irgendetwas kritisiere. Dann raste sie aus.

Ganz im Gegenteil dazu sei sie aber nicht in der Lage, adäquat zu reagieren, wenn Lehrer Kritik an ihr ausüben würden. Letzten Dienstag habe die Sportlehrerin ihr entgegengebrüllt, sie laufe wie eine Ente. Maria habe daraufhin den Turnunterricht verlassen, habe in der Umkleidekabine gesessen mit einem Gefühlsfeuerwerk zwischen Wut und Hilflosigkeit.

> „Ich habe mit der Faust so fest gegen den Blechspind geschlagen, dass ich hinterher zum Röntgen musste."

Jede Kritik lasse sie innerlich zusammenbrechen. Nachdem sie an diesem Dienstag nach Hause gekommen sei, habe sie ihren Frust an der Mutter ausgelassen, sie angeschnauzt:

> „Dein Mittagessen ist zum Kotzen ..."

Die kenne das schon. Immer wenn Maria Ärger gehabt habe, müsse sie den Frust daraufhin zu Hause abreagieren. Eine Fähigkeit zu Konflikten habe sie schlichtweg keine.

Maria kommt in meine Therapie, weil ihr Hausarzt sehr folgerichtig erkannt hat, dass sie gefährdet ist. Maria habe ihm gegenüber Ängste vorgetragen, aber auch, dass sie hin und wieder dazu neige, sich mit Schere, Messer oder Zigarette selbst zu verletzen. Auch habe sie hin und wieder Fressanfälle, die dazu führten, dass sie alles kurze Zeit später wieder herausbreche.

Als ich Maria bitte, mir ihre Unterarme zu zeigen, sehe ich einige ältere bereits vernarbte Schnitt- und Brandspuren.

> „Ich mache das nur noch unter den Nägeln, da sieht man keine Narben."

Sie schaut mich hilflos an. Auf die Frage, wann und unter welchen Umständen sie denn den impulsiven Drang zu Selbstverletzungen verspüre, vermag sie nur zu antworten, dass es dafür keine Regel gebe. Oft seien positive Gefühle so stark, dass sie diese gar nicht verdient habe und damit nicht umgehen könne. Auch positive Erlebnisse hätten bereits häufiger selbstverletzende Handlungen bei ihr ausgelöst.

> „Negative Erlebnisse sowieso",

konstatiert sie und weiter:

> „Das Kuriose dabei ist, ich spüre gar keinen Schmerz, nur eine ungeheure Erleichterung."

Auf meine Frage, was denn positive oder negative Gefühle für sie seien, antwortet Maria, dass alles so sehr vor ihr verschwimme.

> „Spüre ich Liebe, kann das in zwei, drei Minuten aber wieder in negative Gedanken oder gar Wut führen."

Oft sei sie von neuen Dingen in Sekunden begeistert und lasse sie danach einfach wieder fallen.

Zwischen Neurose und Psychose

Maria leidet an einer Borderline-Persönlichkeitsstörung. Die Borderline-Persönlichkeitsstörung ist die am häufigsten diagnostizierte Persönlichkeitsstörung. In ca. 70 Prozent aller Fälle sind Frauen betroffen. Die Diagnose dieser Erkrankung wurde erstmals in den 1930er Jahren gestellt.

Der Begriff „Borderline“ bezeichnet im Grunde genommen sprachlich die Grenzlinie zwischen einer Neurose und einer Psychose.

Eine Neurose ist eine oftmals reaktiv erworbene psychische Gesundheitsstörung, die Ursachen in der frühen Kindheit haben kann. Neurosen haben gemeinhin keine nachweisbare organische Fehlfunktion als Ursache. Die häufigsten Neurosen sind beispielsweise Angststörungen, Zwänge, reaktive Depressionen und Somatisierungsstörungen. Bei einer Neurose ist im Gegensatz zu einer Psychose zwar das Erleben und Verhalten beeinträchtigt, jedoch ist die Einsicht beim Betroffenen erhalten, dass eine solche Störung vorhanden ist. Nach Sigmund Freud haben Neurosen ihre Ursachen in ungelösten Konflikten in der Kindheit. Im Rahmen der Erklärungsmodelle der Borderline-Störung werden Sie in diesem Buch an anderer Stelle noch mehr darüber erfahren.

Psychosen sind psychische Störungen, bei denen ein auffälliger Wandel im Erleben der Betroffenen feststellbar ist. Psychosen werden unterteilt nach ihren Entstehungsursachen in organische und nichtorganische Psychosen. Eine häufige nichtorganische Psychose ist die Schizophrenie. Kennzeichnend für viele Psychosen ist ein Nebeneinander von gesunden und veränderten Verhaltensweisen und Erleben bei den Betroffenen.

Organische Psychosen entstehen oft im Rahmen struktureller und morphologischer Veränderungen im Gehirn, bei Demenz, durch Alkohol und Drogen, aber auch durch Vergiftungen und Infektionskrankheiten. Eine Psychose kann sich unterschiedlich äußern. So haben Kranke plötzlich das Gefühl, die

Dinge in ihrer Umwelt würden sich in bizarrer Weise verändern. Dinge werden als bedrohlich empfunden und nichts ist mehr vertraut. Bei Psychosen vom paranoiden Typus fühlen Betroffene sich verfolgt, ausspioniert oder anderweitig von anderen beeinträchtigt. Viele bilden ein Wahnkonstrukt, in das sie alles einbeziehen, was sie in ihrer Umwelt zur Kenntnis nehmen. So sind miteinander redende Menschen vielleicht verdächtig, gerade über den Betroffenen zu tuscheln. Harmlose Gegenstände werden vom Betroffenen verdächtigt, ihm starke Strahlungen zu senden. Er glaubt, man könne ihm Gedanken eingeben oder entziehen.

Eine Persönlichkeitsstörung hat oft ein tief verwurzeltes Fehlverhalten im zwischenmenschlichen Bereich zur Folge. Es kommt zu ständigen Schwierigkeiten und Konflikten im sozialen Umfeld des Betroffenen. Wie der Name schon sagt, ist die Persönlichkeit bei einer solchen Störung gestört.

Persönlichkeit ist gekennzeichnet z. B. durch bestimmte Verhaltensweisen und Interaktionsmuster, die über einen langen Lebenszeitraum gleich bleiben. Weichen diese Interaktionsmuster erheblich von denen der Mehrheit der Bevölkerung ab und leiden die Betroffenen und ihr Umfeld erheblich darunter, spricht man von einer Persönlichkeitsstörung.

Nicht immer ist ein exzentrisches oder sonderbares Verhalten gleich eine Persönlichkeitsstörung. Es gibt sicherlich einen großen Randbereich eines noch normalen Persönlichkeitsstils. Häufige Persönlichkeitsstörungen zum Beispiel sind:

- Die narzisstische Persönlichkeitsstörung.
- Die zwanghafte Persönlichkeitsstörung.

- Die Borderline-Persönlichkeitsstörung.

Dieses Buch kann natürlich weder eine Einführung in alle psychischen Erkrankungen noch eine entsprechende Detailtiefe geben. Damit würde es wohl weit über das gesetzte Ziel hinausschießen. Soweit eine andere Störung für das Erklärungsmodell der Borderline-Störung jedoch notwendig ist, wird sie kurz angesprochen.

Was die Borderline-Persönlichkeitsstörung betrifft, finden wir hier weitgehend veränderte Interaktionsmuster des Betroffenen mit der Umwelt. Diese müssen für die Diagnose „Borderline" schon sehr eindeutig und in hinreichender Anzahl und Veränderung vorliegen.

Betroffene haben ein tiefgreifendes Muster von Instabilität in vielen zwischenmenschlichen Beziehungen, in ihrem Selbstbild und in ihren Affekten. Die Betroffenen sind oftmals sehr impulsiv. Die Störung beginnt im frühen Erwachsenenalter und ist insbesondere durch folgende Verhaltensweisen gekennzeichnet, von denen mindestens fünf vorliegen müssen, um eine Diagnose stellen zu können:

- Der Betroffene bemüht sich verzweifelt, ein tatsächliches oder vermeintliches Verlassenwerden zu verhindern.
- Betroffene haben immer wieder instabile, aber äußerst intensive zwischenmenschliche Beziehungen. Kennzeichen ist oftmals die Idealisierung oder vollständige Entwertung der Beziehungspartner.

- Häufig liegen ausgeprägte und lang andauernde Instabilitäten des Selbstbildes und der Selbstwahrnehmung vor, inklusive der sexuellen Rolle und Präferenz.
- Betroffene neigen durchweg zu impulsivem Verhalten im selbstschädigenden Bereich, wie z. B. gefährliches Autofahren, ungeschützter Geschlechtsverkehr mit Fremden, Alkohol- oder Drogenkonsum, Spielsucht, zügelloses Geldausgeben, Fressanfälle.
- Es kommt im Leben der Betroffenen immer wieder zur Androhung von suizidalem Verhalten, Selbstmordversuchen oder ständigen Selbstverletzungen durch Messer, Zigaretten u. Ä.
- Erhebliche Gefühlsschwankungen: Ein Borderline-Betroffener kann innerhalb weniger Minuten komplett affektiv instabil werden mit Zeichen schlechter Laune, Ängsten usw.
- Fast alle Betroffenen berichten von einem ständigen Gefühl innerer Leere und Langeweile.
- Ein wichtiges und hinweisgebendes Symptom ist die Unfähigkeit, Wut und Zorn zu kontrollieren (wiederholte Wutausbrüche, ständige Wut, wiederholte Auseinandersetzungen).
- Unter Belastung kann es zu paranoiden Vorstellungen oder zu dissoziativem Erleben kommen.

Diagnose Borderline-Störung

All diese einzelnen diagnostischen Kriterien für sich genommen machen natürlich noch keinen Menschen mit einer Borderline-Persönlichkeitsstörung aus.

Das Vorherrschen von mindestens fünf der vorgenannten Leitsymptome über einen gewissen Lebenszeitraum des Betroffenen sowie ein erheblicher Leidensdruck beim Betroffenen und seiner Umwelt machen die Diagnose wahrscheinlich. Da die Borderline-Störung als eine Persönlichkeitsstörung klassifiziert wird, ist ein erheblicher Leidensdruck des Betroffenen und seines sozialen Umfeldes sogar Voraussetzung für eine Diagnosestellung. Die genauere Klassifikation der diagnostischen Voraussetzungen werden Sie an anderer Stelle in diesem Buch finden.

Eigentlich haben wir alle in bestimmten Phasen unseres Lebens mit einzelnen der vorgenannten Symptome zu schaffen. Keines dieser Symptome für sich allein genommen und oder nur kurzfristig vorhanden hat irgendetwas mit der Borderline-Persönlichkeitsstörung zu tun.

Die vielfältigen Aufgaben, die wir im Leben zu tragen haben, die unterschiedlichen Rollen, denen wir von Kindheit an gerecht werden müssen, lassen uns oft nach unserer Identität suchen. Wir finden in bestimmten Lebenslagen keinen rechten Zugang zu unserer Identität und suchen nach Selbstverwirklichung.

Im Rahmen schwieriger Lebenssituationen, wenn sich gewissermaßen unser „dickes Fell“ etwas abgenutzt hat, geht uns so manches schneller und tiefer unter die Haut. Sensibilität oder Empfindsamkeit hat ebenfalls nichts mit der bei der Borderline-Störung üblichen affektiven Instabilität zu tun. Es macht einen Unterschied, ob ich einfach mal wütend werde und auch einmal aggressive Verhaltenszüge habe, oder dies ständig der Fall ist.

Viele von uns haben in ihrem Leben instabile Partnerbeziehungen erlebt, in denen sie alles getan haben, um ein Ende einer noch so aussichtslosen Partnerschaft zu verhindern. Der Übergang zwischen normalem Verhalten und Borderline-Verhalten verschwimmt, geht oft nahtlos ineinander über.

Jeder Mensch hat positive und auch negative Charaktereigenschaften. Diese verändern sich im Laufe des Lebens, vertiefen sich, werden hin und wieder auch einmal pathologisch (krankhaft). Impulsives Verhalten haben wir sicher alle bereits einmal in der einen oder anderen Ausprägung erlebt. Ein Spontankauf, ein gerade noch mal gut gegangenes Überholmanöver. Etwas tun, was wir unmittelbar danach bereuen.

Wer hat keine Laster, konsumiert nicht hin und wieder Alkohol oder die eine oder andere Droge? Nehmen Sie das Gefühl innerer Leere und Langeweile, von welchem Borderline-Persönlichkeiten oftmals berichten. Hat nicht jeder sich einmal stundenweise in einem solchen Gefühlszustand befunden?

Dissoziatives Empfinden, seine Umwelt als irreal oder wie durch einen Filter wahrzunehmen, erleben wir hin und wieder in Situationen dauerhafter Übermüdung.

All diese Eigenschaften kommen bei einer Borderline-Persönlichkeit massiv gehäuft und in einer Mischung wechselnder Brisanz vor.

Die Grenzen zwischen Normalität und Krankheit sind jedoch - wie bei allen anderen Erkrankungen auch - fließend. Im Grunde genommen ist keines der einzelnen geschilderten diagnostischen Kriterien ausreichend, um eine Pathologie zu beschreiben. Mindestens fünf davon gleichzeitig oder über eine bestimmte Lebensphase immer wiederkehrend erlauben, bei entsprechendem Leidensdruck, die Diagnose Borderline-Persönlichkeitsstörung.

Ein Patient gab mir mal eine treffende Beschreibung, wie er die Borderline-Störung empfindet.

> „Es ist wie bei meinem Motorrad. Es gibt einen Drehzahlmesser. Oft befindet sich bei mir die Nadel im roten Bereich - das ist Borderline-Verhalten. Manchmal zittert sie auch im rot schraffierten Bereich - das ist halbwegs stabiles Borderline-Verhalten. Der Wunschtraum wäre, in wechselnden Drehzahlbereichen zu fahren, aber immer mit genügend Abstand zum schraffierten oder gar roten Bereich. Das wäre Heilung."

Das nachfolgende Beispiel eines Betroffenen zeigt sehr deutlich, wie sich „Borderline-Verhalten" von all dem, was jeder schon einmal erlebt hat, unterscheidet.

Überwältigende Gefühle

Lukas, 39, Berater in einer sozialen Institution, berichtet von dem, was er am Wochenende erlebte:

> „Das Gefühl ist bleischwer und völlig bodenlos zugleich. Es fühlt sich an wie eine Mischung aus Angst, Verlassenheit Verzweiflung, Frustration, Resignation. Ich kann dieses Gefühl auch körperlich spüren. Es brennt hinter meinem Brustbein. Mein Herz brennt. Was habe ich wieder getan. Ich habe sie beschimpft, zum 500. Mal mit ihr Schluss gemacht, sie völlig entwertet, abgewertet, in den Dreck gebrüllt. Sie ist gegangen, wie ein Hund, den man verprügelt. Als sie ging, hatte ich Genugtuung. Eine Sekunde später hätte ich sie am liebsten zurückgeholt und ihr gesagt, dass ich sie doch liebe. Nach Minuten bin ich in einem Gefühl völliger Ambivalenz und Unsicherheit. Was ist geschehen? Warum habe ich sie rausgeschmissen? Sicher, sie ist zum 500. Mal zu spät gekommen, gibt mir immer noch keine Perspektive für die Zukunft. Hatte mich die ganze Woche allein gelassen. Wie toll wäre es, sie riefe an und würde sich entschuldigen. Dann könnte ich sie wieder zu mir nehmen. Ich zweifle, werde unsicher und unruhig. Mache mir Sorgen, ob sie gut zu Hause ankommt, denn es ist mitten in der Nacht.
>
> Sie meldet sich nicht mehr, ist gekränkt. Mein Zorn weicht einem Gefühl von Hilflosigkeit. Ich suche in meinem Kopf nach Argumenten. Argumente, warum ich Recht hatte, sie zusammenzubrüllen, lege mir ihr Verschulden noch einmal klar zurecht. Das geht für fünf Minuten, dann kommen wieder die Zweifel. Ich trinke Alkohol, lege mich ins Bett und versuche einzuschlafen. Ich werde in der kurzen Nacht mehrfach wach. Sekundenschnell kommt

die Erinnerung zurück, das schreckliche Gefühl und der hilflose Versuch der Gedanken, eine Lösung zu finden für das drohende Alleinsein.

Am Morgen der erste verzweifelte Griff zum Handy. Keine Nachricht. Ich rufe sie an, sie meldet sich nicht. Ich bin der einsamste Mensch der Welt. Da ist das Gefühl wieder, wie als ich ein Kind war. Ich bin so verlassen, so einsam. Ich fühle mich wie ein Ertrinkender, suche verzweifelt nach einem imaginären Ast, an dem ich mich vor dem Untergehen festhalten kann. Ich überlege, wen ich anrufen kann, wo finde ich sofort eine neue Freundin … Abwechselnd der Blick in die Partnerbörse im Internet und aufs Handy. Sie meldet sich nicht. Ich laufe auf und ab, finde keine Ruhe. Was habe ich getan. Was könnte ich tun, um es rückgängig zu machen. Mir fallen all die schönen Dinge ein, die ich mit ihr hatte. Urlaub, Sex, schöne und innige Erlebnisse. Ich ringe nach Fassung und versuche all die negativen Dinge an ihr zu finden, um die positiven Dinge sofort zu überlagern, zu löschen. Es will mir nicht gelingen. Ja, stimmt, sie ist unzuverlässig, lügt, lässt mich oft hängen. Lässt sich nicht auf Partnerschaft ein, ist schlampig. Aber ich liebe sie doch. Unser Sex ist der allerbeste. Ich liebe sie doch so. Gestern habe ich sie hinausgeschmissen, habe ihr gesagt, sie sei eine Schlampe, das mieseste Stück auf der Welt. Sie weinte, war zu keinem Wort und keiner Handlung fähig. Ich habe sie zusammengebrüllt, wie ich es schon so oft gemacht habe. Stunden hat sie mit dem Auto vor meiner Tür gestanden, versucht mich anzurufen. Ich habe sie ignoriert. Habe grenzenlose Wut auf sie gehabt. Gerade vermisse ich sie so sehr, ich bin so alleine, so leer ohne sie. Manchmal war sie so toll und manchmal einfach so minderwertig. Was soll ich tun, vielleicht ist es in ein paar Tagen wieder gut und sie ruft mich wieder an?

Ich würde gerne weglaufen, so wie damals, als ich ein Kind war. Ich habe mir ein Brot zum Mitnehmen gemacht und bin für zwei Tage von zu Hause abgehauen. Ich hatte so Angst alleine. Mein Vater fand mich in einer Kleingartenkolonie, wo ich mich versteckt hatte. Dann verschwand meine Mutter, als ich noch ein Junge war. Sie hat sich einfach aus dem Staub gemacht. Ich war zu keiner Regung fähig, konnte nicht weinen. Was sollte ich tun. Es war da immer dieses leere Gefühl, manchmal die Wut, weil andere eine Mutter hatten. Ich ging sonntags auf und ab und schaute aus dem Fenster. Es waren keine Kinder auf der Straße, mit denen ich hätte spielen können. Alle Kinder hatten Familie, unternahmen sonntags Ausflüge. Ich nicht. Es gab keine Ausflüge, keinen gemeinsamen Urlaub. Meine Eltern hatten immer nur Streit. Meine Mutter war Alkoholikerin. Ich wurde ein Eigenbrötler. Hatte nur einen Freund und mit diesem oft Streit. Auch in der Grundschule hatte ich immer nur einen Freund und oft Streit mit ihm. Einmal lud ich meinen Schulfreund und seinen Bruder zu meinem Geburtstag ein. Es muss so ungefähr der achte Geburtstag gewesen sein, vielleicht der neunte. Meine Mutter stellte Kakao und Kuchen hin und musste weg. Irgendwie ärgerte ich mich über meine Mutter und die beiden. Ich sperrte sie in meinem Kinderzimmer ein, warf den Schlüssel aus dem Fenster und verschwand einfach. Mein Vater musste die beiden abends nach Dienstschluss mit dem Dietrich aus ihrem Kinderzimmergefängnis befreien. Er war sehr sauer auf mich.

Immer wenn ich mit ihr Streit habe, kommen diese Kindheitserinnerungen hoch. Warum bin ich so, kann nicht so sein wie andere? Das Gefühl brennt so. Niemand interessiert sich für mich, niemand ruft mich an. Ich habe keine Freunde, nicht einen. Das Allerschlimmste daran ist, keiner weiß das von mir. Niemand glaubt, dass ich in diesem inneren Gefängnis stecke. Ich habe lebenslänglich, bin für immer mit mir selbst eingesperrt. Kann mir nicht entfliehen. Hoffe auf die paar euphorischen Tage, die ich so habe. Mache meine Arbeit und das ganz gut. Suche mir Alltagsfreuden als Füllung für die innere Leere, materielle und sinnlose Dinge. Etwas besser wurde es nur, seit ich diesen Job mache, in dem ich ganz viel Kontakt zu anderen Menschen habe. Dann fällt mir die Einsamkeit nicht so auf. Ich vermisse sie so. Treffe mich gleich mit einer guten Freundin, vielleicht kann ich ihr von ihr erzählen, erwarten, dass ich Trost bekomme. Ich wünsche mir so sehr den Trost, den meine Mutter mir früher gegeben hat, als sie noch da war."

Charakteristische Symptomatik

Was Lukas berichtet, beschreibt sehr gut das Chaos, die innere Leere, die selbst empfundene Ausweglosigkeit aus den immer gleichen Verhaltensmustern. Flashbacks und intrusive Gedanken tauchen in Lukas' Erzählungen auf und zeugen von Traumatisierungen in seiner Kindheit. Er beschreibt gleichzeitig auch die häufig vorherrschende Ambivalenz in Borderline-Beziehungen, den Partner gleichzeitig zu lieben und zu hassen.

Auch wird aus Lukas' Schilderung sehr schnell klar, wie weit entfernt diese Gefühle von den Emotionen sind, die wir alle bei einem Partnerschaftskonflikt erleben können.

Bei Lukas, der seit zwei Jahren von „seiner Diagnose“ weiß, kann man anhand dieser Sätze sehr genau viele der hinweisgebenden Borderline-Symptome erkennen:

- Gefühl innerer Leere.
- Ambivalente und instabile Beziehungsmuster.
- Impulsivität.
- Unfähigkeit, Wut und Zorn zu regulieren.
- Idealisierung und Entwertung im sozialen Umfeld.

Das Empfinden, das Lukas schildert, lässt uns erahnen, wie sich die Störung für den Betroffenen selbst anfühlt. Die Schilderung erklärt uns das wechselnde Erleben beim Betroffenen, zwischen Neurose, Psychose und Persönlichkeitsstörung. Lukas’ Erleben entfernt sich in diesem emotionalen Zustand sehr weit vom „Normalzustand“.

Lukas berichtet davon, dass er am nächsten Tag wieder „ganz normal“ gewesen sei. Er ist seiner Arbeit nachgegangen, zum Sport gegangen und habe sich darüber hinaus nett unterhalten. Lukas sagt während einer Therapiesitzung kopfschüttelnd:

> „Kein Mensch in meinem sozialen Umfeld würde glauben, dass ich mich manchmal so verhalte oder so fühle. Alle halten mich immer für einen ganz netten und lieben Menschen, dem sie nicht zutrauen, dass er mal ausflippen kann. Ich bin in meinem Berufsleben und auch im Umgang mit allen Fremden vollkommen akzeptiert, höflich, nett, zuvorkommend“.

Borderline-Persönlichkeiten sind oftmals sehr gut angepasst und in der Lage, außerhalb einer Partnerbeziehung ein unauffälliges Leben zu führen. Viele Borderliner sind am Arbeitsplatz hoch belastbar und durchaus erfolgreich in dem, was sie gerade tun. Nicht wenige Borderliner sind selbstständig, arbeiten in freien Berufen. Oft ist bei ihnen jedoch auch ein Hang zum „Blenden" festzustellen. Sie übernehmen sich mit Aufgaben, täuschen sicheren Umgang mit den Dingen vor und fühlen sich doch innerlich ganz und gar unsicher.

Da es für einen Außenstehenden und selbst für Ärzte kaum möglich ist, sich emphatisch in diese Krankheit hineinzuversetzen, lassen uns Fallbeispiele dieses Syndroms diese Krankheit am besten verstehen.

Betroffene berichten von Symptomen, die das diagnostische Manual der WHO überhaupt nie aufgenommen hat. Sehr häufig findet sich bei Borderline-Betroffenen eine geradezu panische hypochondrische Selbstbeobachtung des eigenen Körpers und Überwachung seiner Vitalfunktionen. Borderliner misstrauen anderen, natürlich auch sich selbst und damit ihrem Körper. Diese ständige Suche vermeintlicher oder tatsächlicher Krankheitszeichen führt zu häufigen Arztbesuchen und zu ersten Diagnosen in Hinsicht auf Angst- oder Somatisierungsstörungen. Borderliner sind oft absolute Kontrollfreaks. Ohne Kontrolle geht gar nichts. Im Bus oder Flugzeug „eingesperrt" zu sein ist für viele von ihnen schier unmöglich und löst häufig Panikattacken aus.

Ich persönlich halte aus den zahlreichen Patientengesprächen ein Symptom der Borderline-Störung für ganz besonders wichtig und erwähnenswert:

Es ist die pathologische Reaktion der betroffenen Personen auf Kritik von dritter Seite. Der Borderliner leidet, geht innerlich scheinbar zugrunde, wenn er kritisiert oder gekränkt wird. Er kann bei Weitem nicht das einstecken, was er gemeinhin austeilt.

Insbesondere in der Therapie führt die scheinbare Kritik des Therapeuten an seinem Patienten nicht zu konstruktiven Umsetzungsmaßnahmen seitens des Patienten, sondern eher zum Therapieabbruch.

Häufig berichten Betroffene von sinnlosen Ladendiebstählen oder nicht beherrschbarer Glücksspielsucht. Beides ist dem Symptom „Impulsivität" zuzuschreiben.

Das selbstschädigende Verhalten steht jederzeit latent im Vordergrund der Störung. Nicht immer müssen es Verstümmelungen mit Messer oder Zigarette sein. Auch ungezügelter Sexualverkehr mit ständig wechselnden Partnern und ohne entsprechenden Schutz sind als selbstverletzende Handlungen anzusehen.

Gefährliches und aggressives Autofahren: Der Borderliner fühlt sich erheblich gekränkt, wenn man ihm die Vorfahrt nimmt, ihn in seinen Augen ärgert oder maßregelt. Es dauert nur Sekunden, bis er reagiert. Lebensgefährliches Überholen, Ausbremsen oder auch Tätlichkeiten im Straßenverkehr werden von Betroffenen berichtet. Nahezu jeder meiner Borderline-Patienten berichtet von Aggressivität am Steuer.

Eifersucht ist ein weiteres Thema, eines der Kardinalsymptome. Da Betroffene in der ständigen Angst vor dem Verlassenwerden leben, sind sie oft krankhaft eifersüchtig. Sie durchsuchen die Jackentaschen und Telefone der Partner, fragen ständig argwöhnisch. Geht der Partner mit Freunden aus, dreht der Borderliner oft bereits Tage vorher völlig durch. Er kann nicht mehr schlafen. Alles dreht sich nur um jenen Abend, an dem der Partner ausgehen wird. Der Borderliner überlegt, wie er es verhindern könnte. Er macht oftmals die Freunde des Partners schlecht, gibt dem Beziehungspartner ein negatives Gefühl nach dem Motto: „Und jetzt lässt du mich hier einfach alleine sitzen …" Jedes noch so kleine Verlassenwerden ist für den Borderliner eine Niederlage. Ihm fehlt die Objektkonstanz. Er ist nicht in der Lage, an ein Wiederkommen der verlassenden Person wirklich zu glauben.

Wohlgemerkt, wir sprechen von unbewussten Handlungen. Das Vermeiden des Verlassenwerdens wird von abgespaltenen, verdrängten unbewussten Verlassenheitsängsten unterhalten. Wenn man eine frühkindlich gestörte Objektbeziehung[1] als ursächlich für die Störung ansieht, wird sehr schnell klar, dass der Borderliner sich in diesen Verhaltensmechanismen immer noch auf frühkindlichem Niveau befindet.

Überhaupt spielt die Angst vor dem Verlassenwerden in allen Schilderungen von Menschen mit Borderline-Diagnose eine große Rolle.

Nehmen wir das Beispiel von Katja, 34, die mir in der Therapie schildert, dass es ihr unbegreiflich sei, wie sie sich manchmal verändere, wenn nur die geringste Angst auftaucht, ihr Freund könne sich ein Stück weit von ihr entfernen. Sie

---

[1] „Objekt" meint hier z. B. die Mutter, die Eltern.

berichtet, dass neue Hobbys des Partners sie argwöhnisch, eifersüchtig machen und manchmal zum Ausflippen bringen.

> „Alles, worüber ich keine Kontrolle habe, flippt mich aus. Wenn er einmal mit seinen Freunden oder Kunden ausgeht, laufe ich auf und ab. Ich finde keine Ruhe. Es ist da so ein starkes Unruhegefühl in mir. Ich schreibe ihm SMS, aber er antwortet nicht. Ich denke mir meinen Teil. Vielleicht flirtet er gerade mit einer anderen. Ich laufe weiter auf und ab, werde wütend. Ich warte nur noch, bis er nach Hause kommt, um ihn entsprechend zu empfangen. Mein Herz klopft dann oft bis zum Hals. Ich kann in diesen Momenten nicht klar denken. Nichts anderes interessiert mich in diesen Momenten. Es gibt keine Möglichkeit, mich in diesem Moment abzulenken. Wenn mein Freund dann nach Hause kommt, dauert es nur Minuten, bis ich völlig ausflippe. Beim letzten Mal warf ich ein paar Tassen gegen die Wand und habe ihn verbal aufs Übelste beschimpft. Er sei ein Drecksack und solle bloß schnell verrecken. Er geht dann meist zu sich nach Hause und redet oft tagelang nicht mehr mit mir."

Katja erzählt, dass ihr Freund in den letzten Jahren bereits zwanzig Mal mit ihr Schluss gemacht habe. Er schaffe aber genauso wenig den Ausstieg aus der Beziehung, wie sie es schaffe, das Ausflippen zu verhindern. Sobald er Schluss mache, drohe sie mit Selbstmord oder anderen Konsequenzen.

Ständiges Ausflippen

Auch bei Katja werden in der Therapie sehr schnell die frühkindlich gestörten Objektbeziehungen klar. Katja erzählt, dass sie als Kind oft alleine war. Die Mutter habe gearbeitet und Katja habe damals schon dieses Unruhegefühl in sich gespürt, wenn sie auf die Mutter gewartet habe. Sie habe immer Angst gehabt, es könne der Mutter etwas geschehen und dann wäre sie für immer alleine.

Wenn ich Katja frage, welche Bilder sie mit diesem Unruhegefühl verbinde, antwortet sie:

> „Ich sehe mich wieder als Kind mit verschränkten Armen auf der Fensterbank lehnend die Straße beobachten und auf die Heimkehr der Mutter warten."

Wenn ich Katja bitte, die Augen zu schließen und sich auf dieses Bild zu konzentrieren, spürt sie sehr schnell wieder dieses Unruhegefühl aus diesen Kindheitstagen.

Nachdem Katja die Augen wieder öffnet, sieht ihr Blick aus wie der eines kleinen ängstlichen Mädchens. Sie führt unbewusst die Hand zum Mund, um mit ihren Fingernägeln die Zähne zu berühren. Deutliche Zeichen von Regression[2] sind ihr anzumerken.

Katja suchte sich nach 7 Jahren Ausflippen in Beziehungen erstmals bei mir Hilfe. Sie schildert, dass sie früher in Beziehungen das Gleiche erlebt habe wie in ihrer jetzigen Beziehung. Sie sei immer nur ausgeflippt, habe sich teils mit ihren Partnern geprügelt.

---

2 Rückkehr zu kindlichen Verhaltensmustern.

„Manchmal kam es auch so weit, dass ich es den Männern heimgezahlt habe, indem ich einfach mal hier und da fremdging."

Auf die Frage was sie heimgezahlt habe, vermag sie nicht zu antworten. Katja erzählt, dass sie im Alltag und bei ihrer Arbeit bei einer großen Bank überhaupt keinerlei Probleme im zwischenmenschlichen Bereich habe. Sie sei spontan, witzig, gut gelaunt und komme bei ihren Kollegen und Kunden sehr gut an. Da ihr die Arbeit Spaß mache und sie in ihrer Funktion weitgehend keiner Kritik ausgesetzt sei, komme es auch nicht zu Situationen, in denen sie Kränkungsgefühle empfinde.

„Manchmal denke ich, ich hätte mehrere Persönlichkeiten."

Katja schaut mich an, als habe sie jetzt eine mögliche Lösung gefunden.

Katjas Schilderungen sind aber typisch für die selbst empfundene Fremdheit der eigenen Persönlichkeit bei Borderlinern. Ein Borderliner hat oft keinen Zugang und keine adäquate Rückmeldung von seiner Persönlichkeit.

Katja berichtet, dass die Wahrnehmungen sich häufig verändern.

„Es ist nicht so wie bei einem Schizophrenen, der plötzlich Jesus Christus sieht. Aber manchmal ist da diese Kühle und Leere in mir. Alles dreht sich nur noch um die Angst, mein Freund könne mich verlassen. In diesem Moment versuche ich oft an etwas anderes zu denken, aber es geht nicht. Das schlechte Gefühl geht nicht. Es zieht mich herunter wie in einen Strudel, immer tiefer und tiefer.

> Dann ist da der Ausbruch. Dann fühle ich mich, als ob ich vom Teufel besessen wäre. Hinterher schäme ich mich und es tut mir leid. Die Intensität der Gefühle ist kaum zu ertragen."

Nicht immer sind alle Symptome einer Borderline-Störung charakteristischerweise vorhanden. Das selbstverletzende Handeln ist bei den meisten Borderlinern nur sehr schwer zu erkennen. Es ist vielgestaltig und nicht so einschlägig, wie man gemeinhin glaubt. Nicht alle Borderliner schneiden sich mit Messer oder Rasierklinge in den Unterarm oder verbrennen sich mit der Zigarette.

Lore, 26, erzählt, dass sie oftmals Phasen habe, in denen sie mindestens jede Woche mit einem anderen Mann schlafe. Teils sei es ihr egal, ob diese ein Kondom benutzen würden oder nicht. Sie beschreibt diesen „Thrill", mit dem sie die innere Leere bekämpfe. Sie habe einen festen Freund, von dem sie aber oft so sehr enttäuscht sei, dass sie dann fremdgehe, um es ihm heimzuzahlen.

> „Wenn ein Mann auf mich steht, mich toll findet, dann fühle ich etwas in mir, so etwas wie Anerkennung."

Lore fügt hinzu, dass es oft ältere Männer seien, zu denen sie sich hingezogen fühle. Auch dies gebe ihr so etwas wie Geborgenheit. Diese Phasen hielten mal zwei bis drei Wochen an und dann bleibe sie wieder für eine Zeit in ihrer Beziehung. Als ich Lore frage, wie viele Sexualpartner sie schon gehabt habe, kann sie es nicht abschätzen. Mehr als 50, seit sie 15 oder 16 Jahre alt sei. Hier steht selbstschädigendes Verhalten in Form einer gefährlichen Sexualität im Vordergrund. Lore berichtet auch davon, dass sie hin und wieder etwas klaue, einfach weil es ihr Spaß mache. Sie sei dann „übermütig". Auf die Frage, ob denn bei all den Männern keiner dabei sei, mit dem sie es länger als ein, zwei Wochen aushalte, antwortet sie sinngemäß, dass sie nach ein paar Tagen feststelle, dass diese Männer alle am Anfang ganz toll seien und sie nach ein paar Tagen deren wahres Gesicht entdecke. Genauso sei es auch bei ihrem festen Freund.

Auch Lore kann „gute" und „böse" Persönlichkeitseigenschaften in einer Person nicht vereinen. Wie alle Borderliner gibt es für sie nur die totale Idealisierung einer Person und die oftmals darauf folgende vollständige Entwertung derselben Person.

Warum ist das so?

Charakteristische Kindheit

Kinder lernen allmählich während ihrer ersten Lebensjahre, sich als autonome Individuen in einer Welt voneinander getrennter Objekte zu begreifen. Das bedeutet, dass sie Grenzen zwischen sich und anderen ziehen können und sich als getrennt von anderen zu empfinden. Ganz am Anfang des Kinderlebens empfindet das normale Kind sich symbiotisch mit der Mutter verbunden, es bildet eine Einheit mit der Mutter. Dann setzt ein Lösungsprozess ein, der bis zum dritten Lebensjahr des Kindes vollzogen ist. Das Kind entdeckt und entwickelt sein eigenes Ich. Alle Erfahrungen, die das Kleinkind macht, werden als gut oder schlecht, lustvoll oder unangenehm repräsentiert. Schreit das Kind nach seiner Mutter und sie wendet sich ihm zu, so empfindet das Kind diese als gute Mutter. Verweigert sich die Mutter, lässt sie das Kind alleine oder ist nicht in der Lage, sich dem Kind liebevoll hinzuwenden, empfindet das Kind diese Mutter als böse Mutter. Diese Spaltung ist ein erster Versuch des Menschen, in seine widersprüchlichen Erfahrungen eine gewisse Ordnung zu bringen.

Erst mit einer normalen Entwicklung, dem Loslösungsprozess und der eigenen Ich-Entwicklung ist das Kind in der Lage, seiner Mutter verschiedene Eigenschaften in ein und derselben Person zuzuschreiben. Die Mutter kann einmal gut und einmal böse sein, ganz wie die sozialen Umstände und die Mutter-Kind-Interaktionen es gebieten. Das Kind kann seine Erfahrungen integrieren und auch widersprüchliche Verhaltensweisen in einer Person annehmen. Ist die Mutter abwesend und das Kind empfindet Trennungsangst, so weiß es dennoch, dass die Mutter auch noch existiert, wenn sie gerade nicht zu sehen ist. Nun hat das Kind eine „Objektkonstanz" entwickelt.

Die Fähigkeit des Kindes, eine konstante Bindung zu seiner Mutter aufrechtzuerhalten, ist gekennzeichnet davon, dass das Kind dies unabhängig von seiner Bedürfnisbefriedigung macht.

Die Vorstellung von seiner Mutter muss das Kind auch dann haben, wenn diese außer Reichweite ist und das Kind diesen Zustand als unbefriedigend empfindet. Das Kind erlebt sich so als existent und muss nicht befürchten, verlassen zu werden. Objektkonstanz ist die Basis für die Aufrechterhaltung aller späteren Beziehungen. Das Kind lernt die „guten" und „bösen" Eigenschaften eines „Objektes" (Mutter) in einer einzigen Person zu repräsentieren. Missglückt diese Vereinigung der beiden gegensätzlichen Anteile, so kann dies häufig der Auslöser der späteren Borderline-Störung sein. Es kommt zur Spaltung, indem ein Objekt als grundsätzlich gut oder grundsätzlich böse empfunden wird.

Im Alltag eines Borderline-Betroffenen äußert sich das immer und immer wieder durch die Mechanismen von Idealisierung und Abwertung. Borderline-Betroffene idealisieren das Objekt ihrer Wahl (z. B. den Partner) von Anfang an. Sobald sie kleinere „Mängel" an ihrem Objekt entdecken, wird das Objekt nach und nach abgewertet. Diese Abwertung kann sehr heftig sein, endet in Streit, Gebrüll, Beziehungsabbruch, Freundschaftsbuch usw.

Meines Erachtens hat diese auf mangelnde Objektkonstanz zurückzuführende Unfähigkeit einer Gesamtrepräsentation noch viel weitreichendere Auswirkungen im Leben eines Borderline-Betroffenen. Nehmen wir die sprunghafte Labilität, die unterschiedlichen Verhaltensweisen, die wechselnden Gefühle, die wechselnden Beziehungen, die wechselnden Verhaltensweisen. Abgebrochene Studien, Berufsausbildungen, der Borderliner kann sein „Objekt" in kurzen Augenblicken innerlich abschreiben, quasi fallen lassen. Ob dies Menschen, Berufsausbildungen, Ansichten, Wohnungen, Arbeitsplätze oder Autos sind, ist sekundär. Auffällig im Leben vieler Borderliner sind die schnellen Wechsel. Oftmals werden sie wegen ihrer Vielseitigkeit bewundert oder rufen wegen ihrer Unberechenbarkeit einen tiefen Argwohn bei ihren Mitmenschen hervor. Dadurch werden Beziehungen zu den Mitmenschen schwierig. Da sowohl Selbstbild als auch Fremdbild beim Borderliner gestört sind, kommt es durch die vorhandende Instabilität der Affekte und die vorhandene Impulsivität eben auch zu schnellen Wechseln im Leben der Betroffenen. Diese auf Idealisierung oder Abwertung beruhenden Wechsel können sich auch in der Therapie fortsetzen. Häufig wechseln Borderliner ihren Therapeuten, Arzt oder Psychologen, da sie sehr schnell „Mängel" an ihm entdecken werden. Auch hier können sie diese vermeintlichen Mängel nicht in einem Gesamtobjekt des Therapeuten unterbringen.

Auch die Emotionen eines Borderliners erfolgen in einem schnellen Wechsel. Wut, Zorn, Aggression wechseln mit Angst, depressiven Gefühlen oder mit euphorischen Gefühlen, Gefühlen der Selbstüberschätzung ab. Oft ändert sich der Wunsch des Borderliners nach totaler Nähe zur absoluten Distanz. Beziehungspartner können den scheinbar grundlosen „Gute-Laune-Knick" des Betroffenen schwerlich verstehen.

Wechsel ist ein Symptom und Wechsel ist die Ursache der Störung. Liebe und Vernachlässigung, ggf. Misshandlung oder Missbrauch als wechselhaftes, instabiles Elternverhalten finden sich in vielen Kindheitserinnerungen von Borderline-Betroffenen. Eine gesunde psychosoziale Entwicklung haben Borderliner oft nicht durchlaufen. Frühkindliche Störungen, Enttäuschungen, Vernachlässigung, Überforderung, Missbrauch führen immer wieder zu Fehlrepräsentationen, falschen Einschätzungen beim Kleinkind. Eine manchmal liebende und plötzlich schlagende Mutter kann nicht „integriert" werden. Widersprüchliche Erfahrungen stören die Entwicklung einer Objektkonstanz.

Typisch für erwachsene Borderliner ist eben dieser Mangel an Objektkonstanz. Er hält an der frühkindlichen Spaltung oft lebenslang fest. Ein Partner, der neben den tollen und guten Eigenschaften auch die eine oder andere negative Eigenschaft hat, kann nicht in seiner Gesamtheit als Mensch angenommen werden. Er wird wegen der negativen Eigenschaften entwertet. Aus dieser fehlenden Objektkonstanz heraus ist die Unbeständigkeit in der Borderline-Partnerschaft zu erklären. Kann der Borderliner die verschiedenen Charaktereigenschaften seines Partners nicht integrieren, ihn nicht als komplexen Menschen annehmen, so stellt er jedes Mal, wenn er etwas in seinen Augen „Böses" sieht, den gesamten Menschen, die gesamte Beziehung infrage. Oft versucht der Borderliner seinen Partner zu verändern, zu manipulieren.

Solange der Partner die Bedürfnisse des Borderliners befriedigt, idealisiert er diesen („die beste Mama der Welt"). Weist der Partner den Borderliner zurück, verweigert sich ihm, dann wird er entwertet und der Borderliner schaukelt seine Emotionen schnell so weit auf, bis die Situation durch Ausflippen eskaliert („die böse Mama").

Oft hält der Borderliner um jeden Preis an der Beziehung fest. Ist er enttäuscht und hat den Partner derart verletzt oder abgewertet, dass dieser sich von ihm zurückziehen will, beginnt der Borderliner mit seinen Manipulationen. Lore erklärt mir, dass sie sich dann oft als besonders hilflos zeige, sich hypochondrisch, krank, klein und verletzt darstelle, damit der Partner sich ihr wieder zuwende („die Mama zurückholen"). Hin und wieder wirke diese manipulative „Schwachstellung". Nutze es nicht, so habe sie auch schon einmal mit Selbstmord gedroht und zur Untermauerung ihrer Drohung eine Handvoll Tabletten genommen.

Lore berichtet, dass sie nach dem Ausflippen auch schnell einmal Fressanfälle bekomme und alles in sich hineinstopfe, was ihr in die Finger falle. Auch Alkohol in rauen Mengen müsse dann her.

Impulsive Selbstbestrafungen wie im Fall von Lore sind z. B. Promiskuität (wechselnde Sexualpartner), Fressanfälle sowie Drogenexzesse. Diese impulsiven Selbstbestrafungen sind in ihrer Ursache und Aussagekraft jedoch genauso zu interpretieren wie das berühmte „Schnippeln" am Unterarm. Neben der Selbstbestrafung stehen auch andere Motive im Raum: der Schrei nach Hilfe, die Bestrafung sozialer Bezugspersonen oder zum Beispiel der Abbau einer unerträglichen Anspannung aus Wut, Trauer, Aggressivität usw.

Die geschilderte sprunghafte Labilität und Unbeständigkeit der Borderliner wird aus der weiteren Schilderung einer Betroffenen deutlich:

Labilität und Instabilität

Janine, 46, erzählt, dass sie in ihrem Leben schon „alles gewesen sei".

> „Ich begann nach der Schule erst eine Lehre zur Friseuse, die ich nach zwei Wochen wieder abbrach, weil es mir nicht gefiel, dass ich dort immer nur die Drecksarbeiten machen musste. Ich suchte mir dann eine Lehrstelle als Bäckereiverkäuferin. Nach ungefähr drei Monaten schmiss ich auch diese, weil ich irgendwie keine Perspektive in einem solchen Beruf sah. Ich meldete mich wieder auf der Schule an und freute mich sechs Monate lang darauf, auf

einer Fachschule für Hauswirtschaft angenommen worden zu sein. Es war mein Traum und ich malte mir jetzt schon mein ganzes Leben aus. Ich war gedanklich schon über die Abschlussprüfung hinaus, bevor ich überhaupt angefangen hatte. Am ersten Tag Unterricht merkte ich, dass es mich gleich schon anödete, und ich ging nicht mehr hin. Ich gammelte dann ein paar Wochen rum, bis ich die Annonce in der Zeitung sah …"

Janine schaut mich bedeutungsvoll an.

„Ich konnte ja nicht wissen, dass Marketing-Tätigkeit einen Drückerjob als Zeitschriftenwerber bedeutete. Ich reiste dann ein halbes Jahr mit einer Drückerkolonne von Stadt zu Stadt, erzählte den Menschen an der Haustür irgendeine erfundene traurige Geschichte, um meine Abos loszuwerden. Irgendwann wurde es mir zu viel und ich flüchtete in einer Nacht- und Nebelaktion aus dem Hotel, in dem der Drückerboss uns untergebracht hatte. Ich lungerte dann eine Zeit bei meinen Eltern herum, machte den Führerschein und bewarb mich auf verschiedene Stellen … Nirgendwo hielt es mich länger als ein paar Wochen oder Monate."

Janine stoppt und erklärt mir:

„Es waren unzählige Stellen, die ich in den letzten 25 Jahren hatte. Teilweise musste ich nachhelfen, um die jeweilige Stelle zu bekommen, indem ich Zeugnisse oder Referenzen fälschte. Ich bekam im Laufe der Zeit eine gute Routine im Fälschen. Das Schlimmste dabei waren aber diese ständigen Gefühle von Unzufriedenheit und dieser nicht unterdrückbare Wunsch nach Veränderung. Seit ich ein Kind bin, lebe ich in dem Gefühl, etwas zu versäumen. Gehe ich nach rechts, denke ich, links gibt's vielleicht etwas Schöneres. Kaufe ich mir einen VW, denke ich, vielleicht hätte ich mir doch besser einen Opel kaufen sollen. Wenn ich dann mit viel Mühe und Elan irgendetwas erreichte, war es im gleichen Moment nicht mehr wichtig für mich. Ich war in den letzten Jahren Verkäuferin, Kosmetikerin, Immobilienmaklerin, Ehevermittlerin, habe dreimal ein Fernstudium in jeweils einer anderen Richtung angefangen - und alles wieder abgebrochen, aufgegeben ... Ich bin eine Suchende, aber ich komme nirgends an. Oft reichte es schon, dass ein anderer eine negative Meinung zu etwas hatte, was mich selbst aber im gleichen Moment noch begeisterte - ich gab es dann auf. Die Unsicherheit, DAS RICHTIGE zu tun oder zumindest danach zu suchen, ließ mich nie zur Ruhe kommen."

Im Laufe der Therapie erzählt Janine mir, dass sie als Jugendliche auch einige Straftaten begangen habe:

„Ich beging Ladendiebstähle und fälschte Schecks. Hatte ich dann Geld, dann ging ich aus und erzählte überall, meine Eltern seien reiche Fabrikanten oder aber ich sei eine Schauspielerin. Ich versuchte, mich mit interessanten Menschen zu umgeben. Im Laufe der Zeit ging es aber schief und ich hatte das zweifelhafte Vergnügen, eine Zeit in einem Jugendgefängnis zu verbringen. Dort las ich sehr viel, alles, was ich an Büchern in die Finger bekam. In meinen Tagträumen nahm ich unendlich viele Identitäten an. Ich hatte Fantasien von Macht und Großartigkeit und dabei fühlte ich mich doch so arm und klein und verlassen. Meine Eltern waren zu der Zeit schon geschieden und niemand kümmerte sich um mich. Nur meine Schwester Carola kam hin und wieder zu Besuch.

Nach dem Jugendgefängnis hörten die Straftaten auf. Ich hatte plötzlich große Angst, dorthin zurückzumüssen. Diese Angst hat sich die letzten 25 Jahre in mir gehalten. Ich habe panische Angst, für etwas verdächtigt zu werden, was ich nicht getan habe. Dann, mit 21, lernte ich meinen ersten Mann kennen. Wir heirateten sehr schnell. Bereits nach einem halben Jahr fragte ich mich, ob das das Leben sei, was mir bis zum Lebensende vorschwebte. Mein Mann war Handwerker, arbeitete bis abends und ich langweilte mich. Ich nahm einen Job in einem Call-Center an, vermittelte dort Kapitalanlagen. Dort lernte ich dann einen anderen kennen, mit dem ich ein Verhältnis begann. Die Ehe ging in die Brüche, ich zog aus und mit dem anderen zusammen. Bei ihm bekam ich dann Angst, dass er fremdgehen würde. Bei jedem Streit fuhr ich mit quietschenden Reifen mit meinem Auto davon und fuhr mit 120 oder mehr durch die Stadt. Landete dann meistens in irgendwelchen Kneipen.

Auch diese Beziehung ging schnell kaputt, weil ich wieder einen anderen fand.

Heute ist es insgesamt ruhiger mit mir geworden. Meine Beziehungen mit Männern sind zwar immer noch kompliziert, können aber schon ein Mal ein paar Jahre andauern. Die Arbeit, die ich jetzt ausübe, mache ich schon seit zwei Jahren und momentan scheint es so, dass ich es vielleicht schaffe, dabeizubleiben und nicht wieder auf die Suche zu gehen."

Janine schildert sich als Gefühlsnomadin, so wie fast alle Borderliner. Immer auf der Suche nach dem ultimativen idealen Ergebnis ihres Handelns. Der ideale Job, der ideale Partner, die ideale Umgebung …

„Ich habe in den letzten Jahren mehrere Therapien gemacht. Bereits jeweils nach einer halben Stunde bekam ich die Diagnose Borderline mitgeteilt.

Zumindest habe ich durch die Therapien gelernt, bewusst über meine Fehlhandlungen nachzudenken. Das bedeutet, sehe ich einen Haken an etwas, so kann ich heute versuchen, mir selbst einzureden, dass es auf meine Kindheit zurückgeht. Ich erzähle mir selbst, dass Menschen, Jobs oder was auch immer niemals perfekt sein können, niemals absolut 100 Prozent perfekt. Damit schaffe ich es, in zwei von drei Fällen meine Gefühle wieder auszugleichen."

Als ich Janine in der Therapie frage, was es denn mit ihrer Kindheit zu tun habe, erklärt sie mir:

„Immer war ich nur enttäuscht. Mein Vater versprach immer irgendwelche Ausflüge oder Geschenke und vergaß es dann. Die Eltern stritten und ich kann mich erinnern, dass ich mich davor gefürchtet habe. Oft kam mein Vater nächtelang nicht nach Hause und meine Mutter weinte, machte sich große Sorgen. Alles war unsicher, ich konnte mich auf nichts verlassen. Mein Vater erzählte mir immer nur, dass ich als Baby unmöglich gewesen sei, immer nur gebrüllt habe."

Als Janine diesen Satz sagt, schaut sie ganz betroffen. Man merkt ihr an, wie viele Schuldgefühle dieser Vorwurf in ihr ausgelöst hat. Janine ist weitgehend stabil in ihrem Alltag. Die hohe Leidensfähigkeit und Selbstaktualisierungsfähigkeit der Borderliner ist auch ihr anzumerken.

„Krebs ist wohl schlimmer …"

Ein Anflug eines unsicheren Lächelns huscht über ihr Gesicht. Janine erzählt, dass sie sich inzwischen stark sozial engagiere, viel für andere tue. Dies sei ihr eigener Versuch, vieles wieder gutzumachen, was sie im Leben wohl falsch gemacht habe.

Ursachenforschung

Die frühe Kindheit aller erwachsenen Borderliner ist natürlich im therapeutischen Gespräch kaum noch aufzuklären. Die Theorie von Otto Kernberg, dass eine gestörte Objektbeziehung in den ersten 36 Lebensmonaten zur späteren Borderline-Störung führen kann, ist meines Erachtens sehr schlüssig.

Nahezu alle Borderliner die ich in Therapien kennenlernte, berichteten von sogenannten Broken-Home-Situationen: Scheidung, Tod der Eltern, Missbrauch, Alkoholismus der Eltern, Misshandlung oder dissoziales Elternhaus. Nahezu immer ergeben sich Hinweise auf eine schwierige Kindheit, in der es dem Kind bis zum 36. Lebensmonat wahrscheinlich nicht möglich war, gute und schlechte Erfahrungen zusammenzuführen und ein einheitliches Objektbild mit guten und bösen Eigenschaften zu bilden. Wo beginnt der Fehler? Vor dem 36. Lebensmonat trennt sich das kindliche Selbst von den Objekten. Das eigene Selbstbild wird ausgebildet. Ein normal entwickeltes Kind hat dann mit dem Erreichen des dritten Lebensjahres die Fähigkeit, Objekte als ambivalent zu erleben, mit widersprüchlichen Objekteigenschaften.

Nach Kernberg durchlaufen Borderline-Patienten die ersten Stufen der Entwicklung von Objektbeziehungen normal. Die

Wendung zum Pathologischen werde an dem Punkt erreicht, wo die Zusammenführung von „guten" und „bösen" Teileinheiten normal erfolge. Diese Zusammenführung, so Otto Kernberg, könne an diesem Punkt nicht vollzogen werden, weil die „böse" Einheit mit so viel Aggressivität ausgestattet werde, dass das „Gute" (für das Kind Existenz-Erhaltende) von der Wucht dieser Aggression ausgelöscht und vernichtet würde, träfe es zusammen. Diese „Katastrophe" werde mit der Aufrechterhaltung der Spaltung verhindert. Nach Kernberg ist Spaltung somit ein aktiver Abwehrmechanismus, um das Erlebnis der Ambivalenz zu verhindern.

Kernberg führt weiter aus, dass „das Böse" mit so viel Aggressivität besetzt sei, weil die Borderline-Persönlichkeit eine gesteigerte konstitutionelle Aggressivität besitze. Damit behauptet Kernberg, wie auch andere Ursachenforscher, dass eine somatische, organische Komponente mitverantwortlich für die BPS sei.

Martha Linehan (heute Professorin an der Universität in Washington) führt hingegen in ihrem Buch *Dialektisch-Behaviorale Therapie* von 1996 aus, dass Interaktionen biologischer und genetischer Verhältnisse sowie sozialer Lerneinflüsse zusammentreffen. Nach Linehan habe die Borderline-Störung ihre Hauptursache in einer Dysfunktion des emotionsregulierenden Systems. Biologische Unregelmäßigkeiten und ungünstige Umweltbedingungen (z. B. Elternhaus) seien als sog. invalidierende Umgebung kausal für die spätere BPS.

Die Symptome der Borderline-Störung seien somit Sekundärmerkmale einer emotionalen Fehlregulation.

Es bestehe nach Linehan bei dieser emotionalen Fehlregulation eine mangelnde Fähigkeit, Gefühle zu steuern, eine hohe emotionale Verletzbarkeit. Reize würden beim Betroffenen auf eine niedrige Reizschwelle treffen und in einer gleichzeitig sehr schnellen Reaktion und hohen Intensität beantwortet werden. Gleichzeitig bestehe bei hoher Intensität der Emotionen nur ein verlangsamter Rückgang zum emotionalen Ausgangszustand. Hierdurch entstünden Erregungszustände, die vom Betroffenen als kaum kontrollierbar empfunden würden.

Natürlich werden diese neuronalen Grundstrukturen nach Linehan auch durch die Interaktionen des Menschen mit seiner Umwelt geprägt. Missbrauch, Bestrafung, Vernachlässigung des Kindes haben einen Einfluss auf die morphologische Veränderung dieser ursächlichen neuronalen Strukturen. Das Gehirn des Kindes ist plastisch und entwickelt sich von Tag zu Tag weiter. Eine invalidierende Umgebung sorgt hier letztendlich auch möglicherweise für eine ungünstige Entwicklung der emotionalen Systeme.

Als Beispiel ist eine vernachlässigende Umgebung anzuführen. Die normalen Bedürfnisse des Kindes werden häufig übersehen oder überhört. Das Kind muss unter Umständen ganz gewaltige Anstrengungen machen, um überhaupt mit seinen - für es wichtigen - Bedürfnissen eine unterstützende Reaktion der Umwelt zu provozieren (schreien).

Das Kind wird somit erstmals konditioniert. Es lernt, dass nur außergewöhnliche Gefühlsäußerungen überhaupt eine Reaktion der Umwelt herbeiführen. Damit ist ein erster leidvoller Schritt getan, das unerwünschte Erwachsenenverhalten von Borderlinern zu entwickeln.

Nach Linehan führen viele weitere Faktoren des invalidierenden Zuhause zu Veränderungen des kindlichen Verhaltens oder gar des Gehirns. Linehan führt aus, dass Missbrauch in jeder Form, ob sexuell oder durch Gewalt, zu Veränderungen des zentralen Nervensystems und damit zu den organischen Voraussetzungen der BPS führe.

Die Erklärungsmodelle von Kernberg und Linehan sind hier natürlich nur stark vereinfacht wiedergegeben. Ich denke, für das Verstehen dieser Krankheit ist es einfach nur wichtig zu akzeptieren, dass die Kindheit späterer Borderliner oftmals problematisch war.

Empirische Untersuchungen in psychosomatischen Kliniken sprechen von 86 Prozent sexuellem oder gewalttätigem Missbrauch in den Schilderungen der BPS-Betroffenen.

Meine eigenen Erfahrungen über Jahre decken sich mit diesen Erkenntnissen. Nahezu jeder Betroffene berichtete in der Therapie von Verlassenheitsgefühlen in der Kindheit, Missbrauch durch Angehörige, Trennung der Eltern, Alkoholismus usw.

Ich möchte zwar die organische Mitkomponente der BPS nicht ausschließen, muss jedoch einfach feststellen, dass die Prägung im Elternhaus scheinbar im Vordergrund steht:

- Kaum ein Patient mit einer gesicherten Borderline-Diagnose berichtet von einem „gesunden" Elternhaus. Situationen mit Komponenten von Trennung, Scheidung der Eltern sind sehr häufig in den Schilderungen der Betroffenen zu hören.

- Fast immer ziehen sich Erfahrungen von „verlassen werden“ bis in die frühe Jugend des Betroffenen und sind somit auch für die früheste Kindheit wahrscheinlich.

Der Psychoanalytiker und Arzt Otto Kernberg befasste sich den überwiegenden Zeitraum seines Berufslebens mit Persönlichkeitsstörungen, insbesondere dem Narzissmus und der Borderline-Störung. Kernberg sprach von der „relativ spezifischen und auffallend stabilen pathologischen Ich-Struktur der Borderline-Persönlichkeit“. Er grenzte die Borderline-Störung damit klar von allen neurotischen oder psychotischen Störungen ab. Das Borderline-Syndrom gehe mit einer ganz bestimmten Persönlichkeitsstruktur und Persönlichkeitsorganisation einher.

Im therapeutischen Interview mit Borderline-Betroffenen fallen sehr oft auch Borderline-verdächtige Mütter und Väter auf. Die meisten Borderline-verdächtigen Patienten sind in der Tat weit von psychotischen Verhaltensweisen oder psychotischem Erleben entfernt. Eine häufig vorliegende mangelhafte Realitätsprüfung oder Realitätswahrnehmung sowie Mängel in der Selbstwahrnehmung sind auch bei Neurosen häufig anzutreffen. Typische Symptome von Psychosen sind u. a. formale und inhaltliche Denkstörungen. Es mag zwar sein, dass Menschen mit einer gesicherten Psychose-Diagnose auch Borderline-Persönlichkeitsstrukturen haben; es bedeutet aber nicht, dass Borderliner häufiger Psychosen bekommen als z. B. depressive Menschen, ängstliche Menschen, zwanghafte Menschen oder gar der Durchschnitt der gesunden nicht betroffenen Bevölkerung.

Trauma als Ursache

Nicht jeder, der ein psychisches Trauma erleidet, wird zum Borderliner oder entwickelt eine posttraumatische Belastungsstörung. Dennoch lassen sich bei der weit überwiegenden Zahl aller gesichert diagnostizierten Borderliner in der Kindheit und Jugend liegende schwere und schwerste Traumatisierungen nachweisen. Die hohe Zahl von den Betroffenen erinnerbarer sexueller Übergriffe in der Kindheit und Jugend lässt den Zusammenhang jedoch wahrscheinlicher werden.

Ein psychisches Trauma ist ein Ereignis von solch einschneidender Dimension, dass es den Rahmen der normalen menschlichen Erfahrungen sprengt und dafür keinerlei adäquate Bewältigungsmechanismen zur Verfügung stehen. Der Betroffene steht diesen seelischen Verletzungen vollkommen hilflos gegenüber. Definitionsgemäß liegen Traumaerfahrungen außerhalb der Bandbreite normaler menschlicher Erfahrungen. Das kann körperliche oder seelische Gewalt sein, Missbrauch, aber auch Katastrophen, kriegerische Handlungen. Es können einzelne Individuen, aber auch ganze Massen von Menschen traumatisiert werden. Beispiele für Massentraumatisierungen sind z. B. „nine eleven" und der Tsunami in Asien.

Durch seelische Traumata können schwerste Schäden des seelischen und psychischen Gleichgewichts bis hin zu schweren psychischen Störungen entstehen. Je nach Art und Weise des Traumas und der beim Opfer vorhandenen Strategien zur Bewältigung und Selbstaktualisierung können Traumafolgen entweder eine kurze Zeit von bis zu einem Jahr oder nicht selten auch lebenslang anhalten, wenn diese unbehandelt bleiben. Die psychischen Traumafolgen reichen oft von nur unscheinbaren Verhaltensauffälligkeiten, die durch einen traumaähnlichen Trigger ausgelöst werden können, bis hin zu schwersten Erkrankungen wie Depression, posttraumatischer Belastungsstörung, Borderline-Störung usw. Alle Betroffenen erfahren ihr persönliches Trauma auch als individuelles und schwerwiegendes Schicksal. Da das Erlebte meist so unfassbar ist, steht dem Betroffenen ohne fremde Hilfe kein Ausweg zur Verfügung. Viele Borderliner berichten, dass sie als Kind nach schweren Misshandlungen in einer Art Schockstarre, nicht in der Lage, klar zu denken, verstört waren.

Martina, 40, berichtet:

> „Ich war zwischen 4 und 5 Jahre alt, als mein Vater mich in einem Wutanfall nahm und mich durch den ganzen Raum schmiss, bis ich auf der Couch landete. Anscheinend flog ich nicht wirklich gegen die Wand, sondern nur gegen die Sofalehne. Ich war nicht wirklich körperlich verletzt, so wie ich heute denke. Später erfuhr ich dann nach und nach, dass meine Mutter dann mit mir beim Arzt war. Unser Dorfarzt hatte die alten Karteien noch in seinem Keller. Nach dem Tod meines Vaters habe ich ihn gezwungen, meine alte Patientenkartei herauszugeben. Da stand, er habe den Verdacht auf fortgesetzte Misshandlungen. Außerdem hatte er eine Gehirnerschütterung diagnostiziert. Was danach geschah, beschreibt seine Kartei nur vage. Ich wusste es aber umso deutlicher. Ich hörte auf zu sprechen. Ich sprach kein Wort mehr, fiel für mehr als ein halbes Jahr in eine Schockstarre. Ich weiß heute nicht, ob ich nicht mehr sprechen konnte oder nicht mehr sprechen wollte. Es ist zu lange her. Da ich meine Mutter

hasse und auch heute kein Wort mehr mit ihr spreche, werde ich es nie erfahren. Mein Onkel sagte mir, ich hätte einfach nur geschaut, wenn man mich angesprochen habe, aber nie geantwortet. Meine Mutter war dann wohl bei unzähligen Ärzten und Therapeuten mit mir, doch keiner schaffte es, dass ich wieder sprach. Irgendwie kam es dann von alleine.

Leider habe ich so wenige Erinnerungen an meine Kindheit. Vieles liegt im Dunkeln. Da war dann noch der 18-jährige Vetter, der mich zum Spiel auf den Heuboden des Bauernhofes lockte, als ich 11 war. Er fasste mir unter den Rock, zog mir Strumpfhose und Unterhose aus und befummelte mich. Ich schämte mich zu Tode. Kann mich daran noch genau erinnern. Er drohte, er werde mich totschlagen, wenn ich nur eine von meinen Lügen verbreiten würde. Ich habe dann tagelang geweint, wollte nur noch sterben. Ich erzählte diese Begebenheit damals meiner Mutter. Sie meinte nur, ich solle schweigen und nicht solche Märchen erzählen, das sei niemals wahr …"

Martina erlebte in ihrer Kindheit viele ähnliche Traumata aus dem Bereich der Misshandlung und des Missbrauchs. Sie erholte sich viele Jahre nicht, entwickelte mit 15 erste Borderline-Symptome, mit 30 eine schwere Schizophrenie und ist inzwischen durch unermüdliche Therapieanstrengungen so weit, dass sie ein eigenständiges und halbwegs stabiles Leben führen kann.

Traumatisierte Menschen stellen sich oft die Frage, ob sie selbst Mitschuld an dem haben, was ihnen geschehen ist. Sie stellen sich quälende Fragen, was sie hätten anders machen müssen, um das Schreckliche zu vermeiden.

Martina hatte zeitlebens Schuldgefühle, weil sie so vertrauensselig war, trotz der schweren Misshandlungen durch den Vater immer noch anderen Menschen vertraut hatte. Sie sagt:

> „Vielleicht wollte ich nur nett sein, damit ich wenigstens von irgendeinem Menschen geliebt werde. Oft habe ich daran gedacht, ob ich es vielleicht sogar selbst provoziert hatte, dass er mich angefasst hatte …"

Nach einer solchen schweren Traumatisierung kommt es zunächst zu einer schweren Belastungsreaktion, die einige Wochen anhalten kann: schwerste Ängste, intrusive Erinnerungen an das Ereignis (Flashbacks), gestörte Körperempfindungen, höchste Erregung des vegetativen Nervensystems usw. Oft geht die akute Belastungsreaktion in eine posttraumatische Belastungsstörung über.

Typische Merkmale einer posttraumatischen Belastungsstörung sind das wiederholte Erleben des Traumas und sich aufdrängende Erinnerungen an das schreckliche Geschehen. Es kommt zu einer Fehlverarbeitung des Erlebten in Träumen oder Albträumen. Ein andauerndes Gefühl von Betäubtsein und emotionaler Abstumpfung tritt auf. Es kann sich Gleichgültigkeit gegenüber anderen Menschen, Teilnahmslosigkeit, apathisches Verhalten zeigen. Anhedonie – das Gefühl, keine Freude mehr empfinden zu können – kann sich einstellen. Eine absolute Vermeidungshaltung, die ähnliche Situationen wie bei dem erlebten Trauma unterbinden will, tritt ebenfalls auf. Eine andauernde Übererregung des vegetativen Nervensystems, ständige Schreckhaftigkeit. Schlafstörungen und häufige Suizidgedanken können hinzukommen. Eine posttraumatische Belastungstörung kann Monate bis Jahre andauern und unbehandelt teilweise das ganze Leben einschränken.

Diagnostik

Da Borderliner sich in einer Therapie häufig wegen einer Vielzahl anderer psychischer und psychosomatischer Erkrankungen (Komorbiditäten) einfinden, stehen diese komorbiden Störungen nicht selten im Vordergrund. Bei 80 bis 90 Prozent der BPS-Patienten lassen sich Depressionen feststellen. Bei 50 bis 60 Prozent der BPS-Patienten lässt sich ein Aufmerksamkeits-Defizit-Syndrom (ADHS) feststellen und umgekehrt. (Häufig Verwechslung dieser Störungsbilder!)

Nicht immer ist es nötig, eine Verdachtsdiagnose Borderline-Störung auszusprechen. Die geschilderten vordergründigen Störungen wie Angststörungen, Depressionen, Zwänge oder Essstörungen nehmen zunächst die gesamte Therapiekapazität in Anspruch, da sie symptomreich sind und mit entsprechendem Leidensdruck einhergehen.

Sehr schnell bemerkt ein erfahrener Therapeut, dass die beklagte Gesundheitsstörung vergesellschaftet ist mit einer deutlichen Beeinträchtigung der Persönlichkeit.

Da Borderline-Betroffene Störungen des Denken, Fühlen und des Handelns aufweisen, wird in der Therapie sehr schnell klar, dass mehr als nur eine Angststörung vorliegt.

Das teils paradoxe Verhalten des Borderliners in seinem sozialen Umfeld ist recht leicht aus seinen Schilderungen zu erkennen. Ambivalenzen, gleichzeitig Wegstoßen und Angst vor dem Beziehungsende zu haben werden mit wenigen Fragen nach der Partnerschaft klar. Dem Borderliner fällt an seinen eigenen Schilderungen nicht unbedingt immer etwas Ungewöhnliches auf. Ihm fehlt überwiegend der Zugang zu seiner eigenen Persönlichkeit und die Fähigkeit der Introspektion. Da sein Verhalten nicht nur sein soziales Umfeld schädigt, sondern auch sich selbst, werden Borderliner prinzipiell auch ihre eigenen Opfer.

Bedenkt man, dass 15 Prozent aller stationär behandelten Patienten Borderliner sind, dann kann man davon ausgehen, dass die meisten dieser Betroffenen ursächlich wegen komorbider Erkrankungen eine Therapie aufgesucht haben und die Diagnose meist erst in der Therapie oder stationär ausgesprochen wird.

Depressionen, Ängste, ADHS

Wie gesagt, gut 80 Prozent aller Borderliner haben ernsthafte Depressionen. 16 Prozent dieser depressiven Borderliner bringen sich im Verlaufe ihrer Krankheit um. Bei den Borderlinern, die nicht von einer Depression betroffen sind, geht man von einer Suizidrate von immerhin 2 Prozent aus.

Auch jüngste Erkenntnisse und statistische Erhebungen lassen darauf schließen, dass bei etwa der Hälfte aller Borderliner ein Aufmerksamkeits-Defizit-Syndrom vorliegt oder vorlag.

Etwa 20 bis 60 Prozent der Betroffenen begehen ständigen oder häufigen Substanzmissbrauch oder leiden an einer Sucht.

Andere psychosomatische Symptome wie Kopfschmerzen, Magen- oder Darmprobleme liegen bei nahezu allen Betroffenen vor.

Bis zu 15 Prozent aller Borderliner haben außerdem Essstörungen wie die Anorexia nervosa (Magersucht) oder Bulimie (Ess-Brech-Sucht).

Da Borderliner sehr häufig zum sog. magischen Denken tendieren und in allen noch so banalen Dingen überwertige Zeichen sehen oder annehmen können, werden sie von unerfahrenen Therapeuten oft psychosenah, schizoid oder schizotyp eingestuft. Auch der teilweise schwierige soziale Umgang und einzelgängerisches Verhalten tragen zu diesen Fehleinschätzungen bei.

Interessanterweise ist die Anzahl von wirklichen Psychosen bei der Borderline-Störung nicht höher als in der Gesamtbevölkerung.

Die spezifischen, aber ständig wechselnden Symptome von depressiven Stimmungen, Phobien, dissoziativem Erleben von Derealisation und Depersonalisation sowie grenzwertig psychotischen Episoden machen die eindeutige Diagnostik schwierig. Alle vorgenannten Symptome passen auch zu einer Reihe anderer Störungen auf der Persönlichkeitsebene.

Schon recht früh wurde in der medizinischen Literatur der Begriff „Borderline" eingesetzt, um eine Störung zu bezeichnen, die anscheinsgemäß zwischen Neurose und Schizophrenie angesiedelt sein sollte (Stern, 1938). Etwas später sprach man von pseudonotorischer Schizophrenie (Hoch und Polatin, 1949). Kurz darauf wurden die „Autoren" dieses

Konzeptes jedoch wieder unsicher und gingen mehr und mehr dazu über, in der Borderline-Störung eine Gesundheitsstörung zu sehen, die psychische Merkmale auf der Persönlichkeitsebene hat. Für den Grenzbereich zwischen Neurose und Schizophrenie schuf man dann eine neue Kategorie, die sog. schizotype Persönlichkeitsstörung. Die Borderline-Störung verlor damit allmählich ihre Grenzwertigkeit zwischen Neurose und Psychose und man sprach nach und nach von einer Persönlichkeitsstörung (Kernberg, 1975).

Gunderson und Kolb entwickelten 1978 ein diagnostisches Interview für Borderline-Patienten und legten darin sieben für eine positive Borderline-Diagnose wichtige Aspekte fest:

- Impulsivität.
- Geringer sozialer Erfolg.
- Manipulative Suizidhandlungen.
- Gesteigerte Affektivität.
- Dezente psychotische Erlebnisse.
- Gesteigerte Kontaktbedürftigkeit.
- Gestörte zwischenmenschliche Beziehungen.

Trotz aller Bemühungen, diagnostische Manuale und Fragebögen zu entwickeln, ist die Abgrenzung der Borderline-Störung von anderen Persönlichkeitsstörungen immer noch eine Fleißarbeit für Arzt oder Therapeut.

Borderline-Störung nach ICD 10

Das diagnostische Manual ICD 10 der Weltgesundheitsorganisation führt gleich verschiedene Arten emotional instabiler Persönlichkeitsstörungen auf:

> ICD10, F60.3
> Emotional instabile Persönlichkeitsstörung
>
> Eine Persönlichkeitsstörung mit der deutlichen Tendenz, impulsiv zu handeln, ohne drohende Konsequenzen zu berücksichtigen. Eine ständig wechselnde Stimmungslage liegt beim Betroffenen vor.
>
> Ausbrüche intensiven Ärgers können zu gewalttätigem Verhalten führen. Die Fähigkeit, vorauszuplanen, ist gering.

Der ICD 10 unterscheidet zwei Unterarten dieser emotional instabilen Persönlichkeitsstörung:

> F.60.30 Impulsiver Typ:
>
> Emotionale Instabilität, mangelnde Impulskontrolle und Ausbrüche gewalttätigen Verhaltens sind häufig, insbesondere bei Kritik durch andere.
>
> F60.31 Borderline-Typ
>
> Einige Kennzeichen der Instabilität sind vorhanden. Das innere Selbstbild und die inneren Präferenzen, einschließlich der sexuellen sind meist unklar und oder gestört. Meist besteht ein chronisches Gefühl innerer Leere. Eine Neigung zu intensiven, aber unbeständigen Beziehungen liegt

ebenfalls häufig vor. Es werden übermäßige Anstrengungen unternommen, um nicht verlassen zu werden. Suizidhandlungen oder die Androhung solcher liegen vor.

Weiterhin sieht das Manual ICD 10 folgende Kriterien als zwingend an, bevor eine Borderline-Diagnose gestellt werden kann:

Um die Diagnose einer Borderline-Störung nach dem ICD 10 stellen zu können, müssen mindestens drei der nachfolgenden Eigenschaften oder Verhaltensweisen vorliegen (sinngemäß wiedergegeben):

- Eine deutliche Tendenz, unerwartet und ohne Berücksichtigung der Konsequenzen zu handeln (also impulsiv).
- Eine deutliche Tendenz zu häufigen Streitereien und Konflikten mit anderen Menschen, insbesondere dann, wenn mögliche impulsive Handlungen von diesen unterbunden getadelt oder für negativ befunden werden.
- Eine Neigung zu Wut- und Gewaltausbrüchen und die Unfähigkeit zur Kontrolle dieses explosiven Verhaltens.
- Eine Schwierigkeit zur Beibehaltung oder Fortführung von Handlungen, die nicht unmittelbar belohnt werden.
- Eine wechselhafte und nicht berechenbare Stimmung.

Außerdem müssen mindestens zwei der nachfolgenden Eigenschaften und Verhaltensweisen gleichzeitig vorliegen:

- Unsicherheiten oder ständige Unklarheiten des Selbstbildes, der eigenen Ziele und eigener innerer Präferenzen, einschließlich der sexuellen Präferenzen oder Rolle.

- Ständige Neigung, sich auf intensive, aber instabile Beziehungen einzulassen, die in der Folge häufig zu emotionalen Krisen führen.
- Krankhaft übertriebene Bemühungen, Verlassenwerden oder vermeintliches Verlassenwerden zu vermeiden.
- Wiederholte Androhungen oder Taten mit selbstschädigendem Charakter.
- Das anhaltende Gefühl empfundener Leere.

Borderline-Störung nach DSM IV

Das Diagnostische Manual der Vereinigung der amerikanischen Psychiater, das auch in deutscher Sprache unter der Bezeichnung DSM IV herausgegeben wird, sieht für das Aussprechen einer Borderline-Diagnose sinngemäß folgende Kriterien vor:

Um eine Diagnose BPS stellen zu können, müssen nach dem DSM IV mindestens fünf der nachfolgenden Eigenschaften oder Verhaltensweisen vorliegen:

- Das verzweifelte Bemühen, ein reales oder imaginäres Alleinsein zu verhindern.
- Muster von instabilen und zwischenmenschlichen Beziehungen, das sich durch einen Wechsel zwischen extremer Idealisierung und Abwertung auszeichnet.
- Eine ausgeprägte und andauernde Instabilität des Selbstbildes oder des Gefühls für sich selbst.

- Impulsivität in zumindest zwei potenziell selbstschädigenden Bereichen (exzessives Geldausgeben, gefährlicher oder exzessiver Sex, Substanzmissbrauch, rücksichtsloses Autofahren, Essanfälle).
- Wiederkehrende Suiziddrohungen, Suizidandeutungen, Suizidversuche und oder selbstschädigendes und selbstverletzendes Verhalten.
- Affektive Instabilität, geprägt durch die Orientierung an der aktuellen Stimmung, wie z. B. eine starke episodische Niedergeschlagenheit, Reizbarkeit oder Angst.
- Das chronische Gefühl der Leere.
- Häufig unangemessene Wut oder die Unfähigkeit, Wut und Ärger zu kontrollieren (z. B. häufige Wutausbrüche, Jähzorn, andauernder Ärger, Prügeleien).
- Zeitweise vorübergehende stressabhängige paranoide Vorstellungen oder schwere dissoziative Symptome.

Ein Syndrom ist eine Ansammlung von Symptomen, die für eine Krankheit typisch sind. ICD 10 und DSM V beschreiben eine Reihe von Symptomen. Aus meiner eigenen Erfahrung möchte ich hier noch einiges zu diesen Symptomen aus der Sicht der Betroffenen hinzufügen.

Multiple Symptomatik

Neben den in den diagnostischen Manualen genannten Symptomen leidet der Borderliner unter vielfältigen anderen kleineren und größeren Problemen auf körperlicher und emotionaler Basis. Viele Borderliner, die ich im Rahmen therapeutischer Konsultationen kennenlernte, berichteten von einer ständigen hohen inneren Spannung, quasi immer unter Strom zu stehen. Daraus lässt sich sicherlich auch die unermüdliche Energie erklären, die viele Borderliner im Alltag haben.

Leider kommt es dadurch auch sehr häufig zu Schlafstörungen: entweder depressionsähnlichen Schlafstörungen mit Einschlaf-Durchschlafstörungen und morgendlichem Früherwachen oder aber einer Art Eulenleben. Das bedeutet, ein Teil der Borderliner vermeidet den Schlaf, so weit es eben geht, arbeitet bis spät in die Nacht an irgendwelchen wichtigen oder unwichtigen Projekten oder Hobbys, schläft dann kurz und schleppt sich morgens todmüde zur Arbeit. Nächtliches Schwitzen und Albträume werden ebenso häufig beschrieben. Auch kommt es durch den scheinbar gestörten Schlaf-Wach-Rhythmus zu enormen Konzentrationsstörungen oder Vergesslichkeit.

Sehr häufig werden Taubheits- oder Kribbelgefühle geäußert, die den sog. dissoziativen Gefühlen zuzuordnen sind, auch Gefühle eigener Fremdheit, äußerer Unwirklichkeit und natürlich die bereits mehrfach genannten Gefühle der inneren Leere. Nicht selten werden Körperteile wie Arme oder Beine als fremd oder nicht zugehörig zum Körper empfunden.

Borderliner berichten vom magischen Denken, angstmachenden Wahrnehmungen und Zwangsvorstellungen. Zwangsimpulse wie z. B. „ich habe immer Angst, dass ich hinunterspringen könnte, wenn ich eine Brücke überquere“, werden oft geschildert. Im Rahmen der Entfremdungserlebnisse oder Wahrnehmungen kann es auch zum Hören von Stimmen kommen, die nicht tatsächlich vorhanden sind. Hierbei scheint es sich um ein weiteres Symptom als Lösungsversuch zu handeln, die erlittenen Traumata in die eigene Lebensgeschichte zu integrieren. Lukas berichtet:

> „Manchmal höre ich im Halbschlaf, kurz vor dem Einschlafen eine milde Frauenstimme meinen Namen rufen. Sie ruft ihn so, wie man ein Kind rufen würde, was beispielsweise zum Essen kommen soll. Ich bin dann verblüfft, wache aus dem Halbschlaf wieder auf und weiß dennoch sehr genau, dass es diese Stimme nicht gibt, allenfalls in meinem Hirn".

Emotionale Extreme wie Niedergeschlagenheit im Wechsel mit völliger Euphorie und Selbstüberschätzung bis hin zur Manie wechseln sich mit Perioden intensiver Angst ab. Depressionen und Ängste spielen bei fast allen Borderlinern eine große Rolle als Symptome. Fast jeder Borderliner schildert, schon einmal frei flottierende Ängste gehabt zu haben. Dabei handelt es sich um einen diffusen Angstzustand, den man oft kurz nach dem Erwachen wahrnimmt. Ein brennendes Gefühl hinter dem Brustbein und ein erhöhter Ruhepuls scheinen damit einherzugehen. Diese Angst ist völlig ungerichtet und hat keinerlei Objekt, vor dem der Betroffene sich fürchten könnte. Die schnellen Stimmungswechsel zwischen freudig, dysphorisch (ärgerlich), wütend, ängstlich sind bei grundsätzlich jedem Betroffenen vorhanden. Ebenfalls haben Borderliner kaum die Fähigkeit, sich in andere hineinzuversetzen oder die Gefühle anderer Menschen für möglich zu halten. „Viele Borderliner nehmen nicht einmal wahr, dass andere Menschen Gefühle haben" (Originalton Patientin Franziska). Es kommen als Leitsymptome sehr oft Schuldgefühle und Schamgefühle hinzu. Die Selbstwahrnehmung ist ebenso auf Schwarz-Weiß-Denken beschränkt wie die Wahrnehmung der Umwelt. Entweder sieht der Borderliner sich als Held oder als Versager. Selbstüberschätzung wechselt mit absoluten Insuffizienzgefühlen ab. Selbstvorwürfe für impulsives Verhalten, Ausweglosigkeit, Selbstbestrafung und Selbstdisziplinierung finden sich ebenso oft.

Viele der Betroffenen oder ihrer Partner berichten davon, dass es zu klammerndem, masochistischem Verhalten komme, um das tatsächliche oder vermeintliche Alleinsein zu vermeiden. Soziale Kontakte außerhalb des Partners oder der Arbeitsstelle fehlen bei den Betroffenen und natürlich ihren Partnern nahezu völlig. Selbstschädigung, Parasuizidalität oder Suizid kommen bei fast jedem dritten Borderliner vor.

Jeder noch so kleine alltägliche Reiz, jede noch so kleine tatsächliche oder vermeintliche Kränkung kann zu einer emotionalen Dekompensation beim Betroffenen führen. Diese Dekompensationen entstehen durch Gefühlszustände und emotionale Spannungsspitzen, aus denen der Betroffene nicht mehr herauskommt. Es bedarf dazu eines Ausflippens oder anderer impulsiver Maßnahmen.

Die Betroffenen schildern immer wieder die quälende Angst vor dem Alleinsein, vor Trennungen und vermeintlicher Isolation. Lukas schildert z. B.:

> „Immer wenn ich alleine bin, falle ich in ein tiefes Loch. Ich kann mich nicht mehr fühlen, weiß eigentlich gar nicht, dass ich überhaupt noch existiere. Ich existiere nur in der Außenwirkung. Sobald ich Feedback von außen bekomme, am liebsten Lob oder Trost, weiß ich, dass es

mich gibt. Bereits wenn ich mal zwei Stunden alleine bin, fühle ich mich, als ob ich immer schon alleine gewesen sei und es für alle Zeiten bleiben müsse. Ich werde dann gereizt, depressiv und habe Angst …"

Wie Lukas greifen viele Betroffene in Situationen des Alleinseins zu Alkohol oder Drogen, um die ängstlichen und depressiven Gefühle zu dämpfen. Oft wird in solchen Situationen auch zum Telefon gegriffen und der Partner, der gerade nicht da ist, wird beschimpft, verteufelt oder der Betroffene macht ihm starke Gewissensbisse wegen des „Verlassens".

Auf der Beziehungsebene ist fast allen Betroffenen die konträre Haltung zwischen Nähe und Distanz anzumerken. Der Borderliner sehnt sich nach Nähe, danach, in den Arm genommen zu werden. Sobald er die Nähe dann bekommt, versucht er sich wieder zu lösen, wieder Distanz zu schaffen, weil er Angst davor hat, vereinnahmt, „gefressen" zu werden. Die Angst vor der Nähe und der Wunsch nach Nähe führen zu ständig ambivalentem Beziehungsverhalten. Eine gestörte Intimität ist in nahezu allen Borderline-Beziehungen vorhanden. Sexuelle Ambivalenz oder ein gestörtes sexuelles Rollenverhalten werden ebenfalls häufig geschildert.

Nicole 30, Partnerin eines Borderliners, erzählt unter Tränen:

> „Mein Freund schriebt mir vor, an welchen Tagen wir Sex haben müssen. Momentan ist dies mittwochs und sonntags. Es spielt keine Rolle, ob ich Lust habe oder nicht. Sofern ich nicht will, schreit er mich zusammen, macht mir Schuldvorwürfe, sodass ich mich hinterher ganz klein fühle und schäme. Dann zieht er sich Frauenunterwäsche

> an, weil er darauf steht, und ich bekomme einen starken Ekel und kann ihn kaum anfassen …"

Das sexuelle Rollenverhalten oder die sexuellen Präferenzen können durchaus mehrmals im Verlaufe kürzester Perioden, teils von Tag zu Tag wechseln. Borderliner berichten nicht selten davon, dass sie an einem Tag homophile und am anderen Tag heterosexuelle Fantasien haben. Diese unklare Sexualpräferenz hängt mit der unklaren Ich-Wahrnehmung des Borderliners zusammen. Da er sich ja selbst nicht wahrnimmt, nicht so richtig weiß, wer er ist, muss er sich außen finden.

Rollenverhalten ergibt sich auch in allen anderen Lebensbereichen. Borderliner berichten häufig davon, dass sie mehrere Persönlichkeiten an sich erleben, sich häufig in Outfit, Überzeugung, Vorlieben verändern, ihren Beruf oder ihre Ziele ständig ändern.

Lukas:

> „Manchmal muss ich mich häuten wie eine Schlange. Ich beginne dann, meinen Kleidungsstil total zu verändern. Orientiere mich dann von lässig auf elegant um oder umgekehrt. Dazu gehört auch, dass ich mir vielleicht ein anderes Auto zulege, eine neue Sportart beginne oder meine Ansichten total ändere. Früher fand ich es Scheiße, weil es mir Druck gemacht hat. Inzwischen finde ich es gut, denn eigentlich lebe ich ja Vollgas, lebe mehrere Leben, erlebe die Nuancen und Varianten …"

Ältere Borderliner berichteten mir in der Therapie bereits davon, dass sie unzählige Berufe in ihrem Leben ausgeübt haben. Bei jeder Veränderung schlüpften sie voll und ganz in die neue Rolle hinein und konnten sich kaum noch an die vorherige Rolle erinnern, die sie spielten. Die Irritationen bei der Suche nach dem eigenen Ich führen zu Schwierigkeiten, Langzeitziele durchzuhalten, und häufig zu einem sprunghaft-labilen Lebensstil.

Borderliner überfordern sich ständig auf der Suche nach Anerkennung. Versuchen oft Unmenschliches zu leisten, um sich selbst zu spüren. Dabei handelt es sich um einen Kompensationsmechanismus, mit dem die starken Minderwertigkeitsgefühle ausgeglichen werden. Weitere Kompensationsmechanismen sind Fressanfälle, Drogenmissbrauch oder auch z. B. gefährliches Autofahren. Diese dienen scheinbar dazu, Gefühle der Angst vor Einsamkeit und Verlassenheit auszugleichen. Paranoide Vorstellungen von Verfolgung oder vermeintlichem negativem Wirken anderer Personen werden häufig geschildert, ebenso Entfremdungserlebnisse. Die Betroffenen haben gelernt, traumatische Situationen dadurch zu bewältigen, dass sie Teile des Bewusstseins ausschalten. In der Regel fühlt sich der Körper dabei taub an oder als gehöre er nicht zu einem.

Die mangelnde Fähigkeit der Affektregulation ist allen Borderlinern zu eigen. Es kommt zu schnellen und fulminanten Wut- und Zornesausbrüchen, die sich meist gegen Menschen aus dem engsten Umfeld, meist den Partner, richten. Es reichen hierfür schon kleinste Anlässe, oft ein einziges Wort.

Aus Betroffenenschilderungen über Selbstverletzung sind auch immer gleiche oder ähnliche Muster zu erkennen. Die Selbstverletzung geht vielfach ohne jedes Schmerzempfinden einher. Einige Patienten berichteten mir sogar von „Glücksgefühlen“ oder von Gefühlen von Euphorie während der selbstverletzenden Handlungen. Selbstverletzungen dienen immer dann als kanalisierende oder druckabbauende Handlungen, wenn die Betroffenen starke Anspannung, Trauer, Wut oder Angst fühlen. Das selbstverletzende Verhalten ist so oft in der Lage, einen stärkeren Reiz zu setzen und eine allgemeine Erleichterung und Erlösung von dem unerträglichen Anspannungszustand hervorzurufen. Dadurch erfolgt leider auch eine Konditionierung beim Betroffenen selbst. Er lernt, dieses Verhalten immer wieder einzusetzen, um aus den unangenehmen Situationen herauszukommen, ohne jedoch auch nur irgendeinen Lösungsversuch für die Situationen zu suchen.

Alle Betroffenen schildern fast mit gleichen Worten, dass diese einsetzenden negativen Stimmungen plötzlich und völlig unvorhergesehen kommen können. Die wechselnden Gefühlszustände können oft nur Minuten bis Stunden, allerhöchstens einige Tage anhalten. Der Wechsel wird sowohl zum Negativen als auch zum Positiven hin meist durch winzige Gegebenheiten ausgelöst, die bei Nichtbetroffenen keine emotionale Veränderung hervorrufen würden.

Der Borderliner lebt typischerweise in der Veränderung, gewissermaßen steht er auf dem Bahnhof oder Flugplatz der Emotionen, läuft dort unruhig auf und ab. Ständig wartet er auf Veränderungen, die ihm endlich das Leben bringen sollen, was er sich so sehr herbeisehnt. Oft vergisst er über dieses Warten das Leben und lebt in der Oberflächlichkeit, der Detailversessenheit, dem Trost der kleinen Dinge, den Materialismus oder Drogen ihm bringen. Die Betroffenen erleben sich ständig als leer, finden ihr emotionales Spiegelbild nur in ihrem Gegenüber. Die Normalstimmung des Borderliners ist eher unruhig, getrieben, ständig auf der Suche, gereizt, oft unleidlich. Borderliner leben in ständiger vermeintlich notwendiger Verteidigungsbereitschaft. Sie sehen ihre Umwelt und Mitmenschen oft als ständige Bedrohung an. Auch ist zeitweise das komplette Gegenteil möglich: eine kindlich-naive allgemeine Gutheit im Menschen zu erwarten.

Verdächtige Zeichen

Die Diagnose Borderline wird heute häufiger gestellt als noch vor ein paar Jahren. Ist Borderline eine Verlegenheitsdiagnose, sind Therapeuten heute eher informiert über diese Störung oder ist Borderline wirklich eine Störung unserer Zeit? Borderline-Betroffene berichten mir häufig, dass sie bereits mehrere unterschiedliche Diagnosen erhalten haben, bis irgendwann die BPS-Diagnose gestellt wurde.

Kernberg nannte verschiedene Borderline-verdächtige Zeichen:

- Polyphobien (spezifische Ängste vor verschiedensten Dingen oder Objekten).
- Chronische, diffuse, frei flottierende Angst.
- Ich-syntone Zwangssymptome mit der Qualität überwertiger Ideen oder Handlungen.
- Multiple, besonders ausgestaltete oder bizarre Konversionssymptome.
- Dissoziative Reaktionen (hysterische Dämmerzustände, Fugue-Zustände sowie Amnesien in Verbindung mit Bewusstseinsstörungen).

- Hypochondrie.
- Polymorph-perverse Tendenzen im Sexualverhalten.
- Paranoide und hypochondrische Züge bei ansonsten symptomneurotischen Zustandsbildern.
- Paranoide, schizoide, hypomanische Persönlichkeitszüge.
- Impulsneurosen und Abhängigkeiten.
- Infantilität.
- Bestimmte narzisstische Störungen.
- Antisoziale Persönlichkeitszüge.
- Triebhafte Charakterzüge im Sinne Wilhelm Reichs.
- Als-ob-Persönlichkeiten.
- Selbstverletzendes Verhalten.
- Ein bestimmter Typ der Depression, der mit ohnmächtiger Wut oder Gefühlen der Hilflosigkeit beim Zusammenbruch eines idealisierten Selbstkonzepts verbunden ist.

In der Tat ziehen Therapeuten heutzutage eher einmal in Betracht, dass eine Fülle von in der Therapie geschilderten Einzelsymptomen zu einer Borderline-Störung zusammengefasst werden kann.

Bezeichnend für alle BPS sind jedoch die starken Gefühlsschwankungen.

Gefühlsschwankungen

Insbesondere diese starken Gefühlsschwankungen machen Borderlinern und ihrer Umwelt das Leben so schwer. Ein Nichtbetroffener vermag kaum nachzuvollziehen, was das Wort Gefühlsschwankung für BPS-Betroffene überhaupt bedeutet. Jeder Tag ist für einen Borderliner eine Belastung. Ein Zu-spät-Kommen zum Essen oder ein kleines dummes Wort eines der Mitmenschen aus ihrem sozialen Umfeld reichen, um den Borderliner in ein tiefes Gefühlschaos oder zum Ausflippen zu bringen. Wie aus heiterem Himmel kommt oft auch eine gewisse Gefühlsinkonstanz über sie. Die Person, die der Borderliner gerade noch mochte und für die er Zuneigung, Liebe oder Freundschaft empfand, kann ihn im nächsten Augenblick völlig kalt lassen oder gar abstoßen. Ein In-sich-Hineinhorchen, quasi eine Introspektion erbringt oft nur eine hohle leere Antwort. Das vorher da gewesene Gefühl scheint verschwunden, so als sei es nie da gewesen. Diese innere Leere kann von einem zum anderen Moment wieder einer total starken Sehnsucht nach einem Menschen, Emotionalität, Affektivität oder gar Sentimentalität weichen. Dies muss man sich nicht etwa in einem Turnuswechsel von Tagen oder Wochen vorstellen. An einem einzigen Tag können unterschiedliche emotionale Zustände beim Betroffenen vorherrschen.

Das bringt eben auch ständige Beziehungsprobleme und sehr intensive, aber völlig unbeständige Partnerschaften im Leben von BPS-Betroffenen mit sich. Während der Phase der Idealisierung des Partners sieht der Borderliner alles durch die rosarote Brille. Er erlebt ein Hochgefühl, schwebt auf Wolke sieben. Der kleinste Mangel oder Fehler am Partner kann zu starker Abwertung des Partners führen. Borderliner handeln in dieser Abwertungsphase absolut destruktiv, was die Partnerschaft betrifft. Nicht selten wird der Partner beschimpft, gedemütigt oder mit allerlei subtilen Maßnahmen in ein ebenfalls negatives Gefühl eigener oder vermeintlicher Schuld gebracht. Nicht selten gehen Borderliner in einer solchen Phase fremd, demütigen ihren Partner und haben dennoch gleichzeitig Angst, von diesem Partner verlassen zu werden. Ist der Partner dann bereit, die Beziehung aufzugeben, klammert der Borderliner ängstlich, erniedrigt sich in masochistischer Weise, tut alles, um das Verlassenwerden abzuwenden.

Der Borderliner reagiert bereits auf kleinste emotionale Stimuli. Seine heftigen Reaktionen gehen nur sehr langsam wieder auf das Ausgangsniveau zurück. Die Objektorientierung richtet der Borderliner an seiner jeweils eigenen Stimmungslage aus. Er versteht in diesem Moment keine Beziehungsinhalte oder Beziehungsstrukturen zu anderen Menschen. Borderliner können schwerlich Beziehungen im Hier und Jetzt annehmen.

Eine nachvollziehbare Schilderung des Gefühlschaos eines BPS-Betroffenen beschreibt Arthur (39) in meiner Sprechstunde:

> „Ich habe eine neue Freundin, habe mit der letzten Schluss gemacht. Als ich mit der letzten Schluss machte, war ich mir sicher, sie zu hassen. In die Neue habe ich mich Hals über Kopf verliebt. Da hatte es direkt gefunkt. Das Gefühl war so stark, dass ich ständig Händchen halten musste. Da

wir uns nur etwa zwei- bis dreimal pro Woche gesehen haben, hatte ich oft große Sehnsucht nach der Neuen. Dann habe ich bemerkt, dass dieses Gefühl von Sehnsucht oftmals einfach verschwand und so ein Gefühl von Leere in mir war. Ich horchte in mich hinein, wo denn diese Liebe war. Es kam immer nur hohl zurück. Ich fand heraus, dass die Liebe beliebig oft verschwinden konnte oder aber wieder da war. Sagte sie z. B., dass sie abends keine Zeit hätte, weil sie mit ihrer Freundin zum Sport wollte, war ich innerlich wieder so leer. Ich fühlte mich verraten, verlassen und hatte so ein komisches Gefühl, dass mich immer alle im Stich lassen. Erst kam dann grenzenlose Sehnsucht nach ihr, dann Ärger und dann diese emotionale Ausblendung. Das Gefühl verschwand, war nicht mehr zu finden. Wenn wir dann am Wochenende wieder zusammen waren, wich mein Beleidigtsein wieder schnell einem neuen Liebesgefühl. Ich möchte so gerne ein konstantes Gefühl für sie empfinden, aber ständig diese Schwankungen machen mich verrückt. Man kann es sich vorstellen wie einen Sender im Autoradio, der schwindet und kommt irgendwann zurück. Es ist auch möglich, dass das Gefühl für sie einfach ohne jeden Grund verschwindet. Oft empfinde ich dann dieses Gefühl wieder für meine Ex-Freundin. Liebe ich dann wieder die andere, verschwindet gleichzeitig wieder das Gefühl für die Ex".

Wie Arthur erleben viele Betroffene diese Gefühlsschwankungen weitgehend machtlos. Andere empfinden eine Gefühlssteigerung eine Anspannung, die sie durch selbstverletzende Handlungen oder z. B. zu schnelles Autofahren kompensieren möchten. Da der geringste Anlass bereits ausreicht einen Borderliner in größte Wut oder in tiefste Trauer zu bringen, sind diese Schwankungen auch niemals vorhersehbar.

Arthur beschreibt seine Gefühlsschwankungen weiter:

> „Auch finde ich mich manchmal selbst von einem auf den anderen Moment nicht mehr. Mein eigener Wert ist stark abhängig von meiner Umwelt. Bin ich in Gesellschaft von Menschen, die ich für besser oder interessanter halte als mich selbst, bekomme ich starke Minderwertigkeitsgefühle. Dann kommt auch dieses hohle leere Gefühl wieder hoch. Ich muss manchmal nach meiner Identität suchen. Die kann auch mal wechseln oder sich verändern. Das hört sich kompliziert an, aber ich empfinde es so. Einen Tag später kann es sein, dass ich mich wieder für den Größten halte, weil mir im Job oder sonst wie wieder etwas gut gelungen ist."

Da Borderliner auch die positiven Gefühle extrem erleben, kommt es zu euphorischen Phasen. Ein Absturz aus einer solchen euphorischen Phase in eine der leeren oder Minderwertigkeitsphasen kann vom Betroffenen als absolut vernichtend empfunden werden und endet nicht selten in Selbstverletzung, Drogenkonsum oder gefährlichem Verhalten.

Die Gefühlsschwankungen machen an sich auch für den Borderliner keinen Sinn. Das ist das Fatale daran. Gerade noch idealisiert er einen Menschen, favorisiert ein Handeln oder Tun und im gleichen Moment bricht dieses Gefühl ein. Der Gefühlseinbruch kann im Sinne einer Gefühlsverflachung, einer totalen Gefühlsleere oder gar einem kompletten Umschlagen der Gefühle ins Dysphorische, also in schlechte Laune verlaufen.

Ein Anlass dazu ist in der Tat nicht zwingend notwendig. Diese Gefühlsschwankungen werden von den Betroffenen teils völlig machtlos erlebt.

Arthur äußert im therapeutischen Gespräch, dass er seine Freundin gerade noch abgöttisch liebt und am nächsten Tag sei sie ihm quasi gleichgültig. Das Chaos, was er dabei erlebe, beziehe sich auf die Unfähigkeit, diesen Gefühlsverlauf zu steuern oder zu beeinflussen. Es kommt und geht, schwindet oder verstärkt sich.

> „Ich kann keinen Tag sicher sein, eine bestimmte Einstellung zu einem Menschen zu erleben“.

Da auch heftige Gefühlsreaktionen bei der BPS bestehen, die zu impulsiven Handlungen führen, wird die Lage für den Betroffenen völlig steuerungslos. Arthur:

> „Ich fühle mich wie ein Schiff ohne Steuer und ohne Antrieb, ich treibe in den Wellen und es gibt kein Entkommen“.

Gefühlsreaktionen setzen oftmals auch zeitversetzt ein, sodass es zu Handlungen kommt, die das Gegenüber nicht mehr verstehen kann, da es keinen adäquaten Auslöser zuordnen kann.

Zu diesem auf die Außenwelt bezogenen Gefühlschaos kommt auch noch das innere Chaos, welches der Borderliner als stumpfe und dumpfe Fremdheit oder Leere empfindet. Betroffene sind von wechselnden Zuständen von Selbstüberschätzung oder dem Gegenteil - völliger Insuffizienz - geplagt. Auch die Körperwahrnehmung – ebenfalls ein Gefühl –

ist verändert. Der englische Schriftsteller Willi Self, ein Borderliner, beschreibt dieses Fremdheitsgefühl für den eigenen Körper sehr treffend mit dem Satz: „Meine Finger und Zehen sind entlegene Provinzen …"

Ebenso werden dissoziative Gefühle erlebt. Dissoziative Gefühle bedeuten Derealisation oder Depersonalisation. Situationen oder Menschen oder man selbst empfindet sich als vollkommen unwirklich, fühlt sich benommen.

Ebenso beispielhaft für das Erleben der mangelnden Objektkonstanz, das Arthur in der Therapie schildert, ist das, was Gerhard, 41, in der Therapie erzählt:

> „Ich führe mit meiner Partnerin eine Abstandsbeziehung. Wir wohnen in unterschiedlichen Städten und sehen uns nur am Wochenende und manchmal einmal zusätzlich in der Woche. Wenn der Sonntag sich dem Abend nähert und die Trennung wieder ansteht, falle ich schon vorher in ein tiefes Loch. Ich kann nichts dagegen tun. Es ist so ein schreckliches Gefühl, verlassen zu werden. Ich weiß, dass meine Partnerin wieder nach Hause muss, aber ich kann die Informationsebene einfach nicht mit meiner emotionalen Ebene verbinden. Es ist so, als ob immer irgendwer in meinem Kopf mir sagt, dass ich jetzt für immer verlassen werde. Auch wenn meine Freundin da ist, erlebe ich oft das Gefühl. Manchmal geht sie vor mir schlafen und ich sitze noch alleine vor dem Fernseher oder versuche zu lesen. Bereits zwei Minuten, nachdem sie den Raum verlassen hat, fühle ich mich einsam und elend. So elend, als ob ich ganz alleine auf der Welt wäre. Sie ist nur einen Raum weiter, aber ich fühle mich so verlassen, so alleine. Es fühlt sich so an, als ob ein Stück meiner

Kinderseele in mir geblieben sei. Als Kind war ich auch so alleine. Manchmal hatte ich Albträume, träumte von Belphegor, einem schwarzen Geist. Dann wachte ich nachts schreiend auf. Irgendwie konnte ich meiner Mutter nicht sagen, dass ich Albträume hatte, und fühlte mich deshalb so alleingelassen. Meine Mutter war zwar da, aber irgendwie war sie auch immer nicht da. Es scheint mir so, dass ich ein ambivalentes Gefühl meiner Mutter gegenüber habe. Warum mir meine Mutter im Zusammenhang mit meiner Freundin einfällt, weiß ich nicht so recht. Irgendetwas muss es damit zu tun haben. Meiner Freundin habe ich gesagt, dass ich mich an ihrer Seite immer so alleine fühle. Sie versteht aber nur Bahnhof. Wenn sie wüsste, welche Qualen ich ausstehe, wenn sie nicht da ist oder nur mit irgend jemand anderes redet. Es ist ein schreckliches Gefühl, immer verlassen zu werden. Immer schon versuche ich Stabilität in meine Emotionen zu bringen, es geht aber nicht. Dieses Verlassenheitsgefühl ist so stark, dass ich deshalb mit all meinen früheren Partnerinnen Schluss gemacht habe, um nicht irgendwann selbst von ihnen verlassen zu werden. Ich verstehe manchmal andere Paare gar nicht, die scheinbar so tolerant miteinander umgehen. Ich wäre auch gerne so, aber ich bin immer der kleine Junge geblieben, der nach außen so tough und innerlich immer nur ängstlich ist. Ich komme aus dieser Umklammerung nicht heraus. Ich bin auch ein Einzelgänger, vertraue keinem anderen Menschen. Vielleicht habe ich deshalb so viel Angst vor dem Verlassenwerden, denn ich habe ja sonst keinen."

Gefühlschaos im sozialen Umfeld

Bezeichnend für die Tatsache, dass bei Borderline in erster Linie Gefühle gestört zum Ausdruck kommen, ist auch das Gefühlschaos der Umgebung.

Borderline ist für Außenstehende sehr schwer zu verstehen. Dritte können sich in eine solche Krankheit nur schwerlich einfühlen. Wie ist es möglich, dass innerhalb von Minuten aus Liebe Hass wird und aus Freude Verzweiflung? Wie kann ein Mensch über eine kleine Bemerkung so stark gekränkt sein, dass er ausflippt? Auf Außenstehende wirken Borderliner oftmals viel zu gesund. Daher wird das oft schwerwiegende Fehlverhalten eines Borderliners von der Umwelt nicht als pathologisch, also krankhaft, sondern als „böse“ angesehen. Das soll natürlich keine Entschuldigung für aggressives oder unsoziales Verhalten eines Borderliners sein, aber viele Gerichtsurteile gegen Borderliner müssten revidiert werden, überprüft werden, wenn man die Straftäter mit den gleichen Maßstäben auf ihre Schuldfähigkeit untersucht hätte wie Psychotiker. Die mangelnde Gefühlssteuerung ändert sich nicht durch Gefängnis, nicht durch Strafe oder Schelte. Eine psychische Krankheit muss therapiert werden. Es gibt wirkungsvolle psychiatrische und psychotherapeutische Konzepte, um die Störung zu behandeln. Dazu später mehr.

Die Gefühlszustände des Betroffenen sind als abgrundtiefe Verzweiflung, Angst, Wut, Einsamkeit zu verstehen, aus denen die Betroffenen in keiner Weise mehr herauskommen. Schon kleinste Auseinandersetzungen mit anderen bedeuten für den Borderliner bereits absolute Ausnahmezustände, denn es fehlen ihm die Bewältigungsstrategien, die ein jeder Nichtbetroffener im sozialen Leben hat. Borderliner schaffen es auch oft nicht, auf unvorhersehbare soziale Auseinandersetzungen oder Kritik zu reagieren. Sie versuchen erlebte Kritik oft herunterzuschlucken oder mit einem hilflosen Lächeln wegzustecken, denn nicht immer und bei allen Betroffenen kommt es zu offener Wut. Manchmal überwiegen Ängste und die erlebte Kritik führt zu sehr starken Kleinheitsgefühlen beim Borderliner. Die führt nicht selten zu selbstverletzenden Handlungen oder Suchtverhalten.

Arthur:

> „Wenn ich mich von jemandem geärgert oder missverstanden fühle, kann es sein, dass ich später mit der Faust gegen die Wand schlage oder mich sinnlos besaufe. Wenn es sich aber um meine Freundin handelt, die mich kritisiert, dann werde ich wütend und beschimpfe sie …"

Wechselnde Symptome

Wie auch bei allen anderen Gesundheitsstörungen hat kaum jemand immer alle möglichen Symptome gleichzeitig. So auch bei Borderlinern. Symptome wechseln mit den Jahren, werden milder oder auch heftiger, oder es kommt zu Phasen, in denen die Störung scheinbar vorüber ist. Ein heftiges Gefühlsmoment wie Trennung, Scheidung oder Arbeitsplatzverlust kann dann wieder zum vollen Ausbruch aller Symptome führen.

Da zwischen 2 und über 10 Prozent (abhängig von der Begleitsymptomatik einer Depression) aller Borderliner sich umbringen, sind die Gefühlsschwankungen sehr ernst zu nehmen.

Wir gehen davon aus, dass Borderliner Gefühle veranlagungsgemäß sehr viel stärker erleben als andere Menschen. Diese Gefühle steigern sich nicht selten ins Unerträgliche und halten bedeutend länger an als bei Nichtbetroffenen. Viele der typischen Borderline-Symptome sind Versuche der Betroffenen, ihre Gefühle doch wieder in den Griff zu bekommen, was eben nicht gelingt. Die Borderline-Symptomatik ist also nicht das Problem, sondern bereits der Lösungsversuch für das Problem. Anhand der Depersonalisations- und Derealisationsgefühle, also des dissoziativen Erlebens wird dies deutlich:

Borderliner sind häufig in der Kindheit missbraucht oder misshandelt worden. Opfer von Missbrauchshandlungen berichten häufig davon, dass sie die Fähigkeit entwickelt haben, diese Handlungen wie aus weiter Ferne zu erleben, gewissermaßen aus ihrem Körper auszusteigen und alles über sich ergehen zu lassen. Dieses wahrnehmungsmäßige Aussteigen aus dem eigenen Körper ist ein sehr sinnvoller Mechanismus unseres Organismus, um Schmerz und Leid ertragen zu können, über sich ergehen lassen zu können.

Diese während der Missbrauchserlebnisse gewachsene Fähigkeit zur Dissoziation hält vielfach im späteren Leben an. Damit verliert der Mensch das Gefühl für sich selbst, für seinen Körper, seine Wahrnehmungen. Um diese dissoziativen Wahrnehmungen zu kompensieren, begehen Borderliner häufig selbstverletzende Handlungen. Sich Schmerz zuzufügen gibt dem Borderliner wieder das Gefühl, sich zu spüren, noch zu existieren. Also ein Selbstheilungsversuch. Nicht anders wird es mit den vielfältigen anderen Borderline-Symptomen sein, auch wenn wir sie heute noch nicht alle in ihrem Sinnzusammenhang verstehen können. Sehr klar dürfte aber auch sein, dass Gefühle das zentrale Thema der Borderline-Störung darstellen. Alles dreht sich um Gefühle. Otto Kernberg führt in seinen umfassenden Arbeiten aus, dass Wut, Hass und Neid die Hauptaffekte jeglicher Persönlichkeitsstörung sind. In Kernbergs Konzept gibt es eine angeborene Veranlagung für überschießende oder inadäquate Affektaktivierung. Zu diesem angeborenen Faktor kommen nun noch extrinsische Faktoren der Umwelt, wie z. B. körperlicher Schmerz, eine frühe gestörte Objektbeziehung oder anhaltende psychische Traumata. Es kommt beim Säugling dann zu einer reaktiven Auslösung von Affekten und zu einer Intensivierung des Aggressionstriebes.

Angst und Wut

Aber auch in widersprüchlichen kontroversen Herleitungsmodellen der Borderline-Störung sehen wir Gefühle wie Angst oder Wut im Vordergrund. Dulz sieht die Angst als zentrales Thema der Entstehung der Borderline-Störung. Aus seiner Sicht gibt es drei Angstentwicklungsstufen, nämlich:

1. Vernichtungsangst von Säuglingen,
2. die Angst während der Traumatisierung und
3. die Borderline-typische frei flottierende Angst.

Nach Dulz ist die Angst das Zentralsymptom der Borderline-Störung. Die Angst der Borderline-Störung ist die letzte Stufe der Angstentwicklung beim Säugling. Hierbei bezieht er sich auf Winnicott. Diese Angst erfahre ihre Wiederbelebung im Moment der Retraumatisierung. In diesen existenziellen Ängsten gehe es um Sein oder Vernichtungsängste und das Gefühl, den Halt unter den Füßen zu verlieren. Winnicott sieht das Baby als ein unreifes Wesen, das ständig am Rande unvorstellbarer Angst steht. Diese frühen Angsterfahrungen werden im emotionalen Gedächtnis gespeichert und seien der bewussten Erinnerung nicht zugänglich. Ständig abrufbar bleibe aber das Gefühl von frei flottierender Angst. Diese ungerichtete Angst sei ein Zeichen dafür, dass der Borderline-Patient immer wieder mit einer erneuten Traumatisierung rechne. Eine archaische Vernichtungsangst, die um jeden Preis abgewehrt werden müsse. Der Preis dafür ist die Symptombildung des Borderliners zu Abwehrzwecken.

Die Wahrscheinlichkeit, dass Borderliner eine manifeste Angststörung entwickeln, liegt nach verschiedenen Literaturangaben bei 25 bis 80 Prozent. Aus meinem Praxisalltag weiß ich, dass kaum ein Borderliner ohne eine spezifische Phobie, generalisierte Ängste oder Panikattacken ist. Die überwiegende Anzahl später positiv diagnostizierter Borderliner suchte mich initial wegen Angstsymptomen auf.

Frei flottierende Ängste sind der im Mittelpunkt stehende Affekt bei der Borderline-Störung. Die oft vorhandene Wut sowie Hass und Aggression kann man als Folge der frei flottierenden Ängste betrachten. Diese frei flottierende Angst kann beim Borderliner jederzeit ohne besonderen Auslöser vorkommen. Bereits ein kurzzeitiges Alleinsein kann ein Gefühl tiefster Isolation oder Verlassenheit beim Betroffenen hervorrufen, was in der Folge zu diesen diffusen Angstgefühlen führt. Winnicott vergleicht diese diffusen Ängste mit der Vernichtungsangst im Säuglingsalter.

Eine frei flottierende Angst überkommt den Betroffenen plötzlich und jäh. Die meisten Patienten schildern, dass sie bereits morgens mit diesen diffusen Angstgefühlen erwachen und nichts dagegen tun können. Diese ungerichtete Angst ist existenziell und wird von vielen Betroffenen benannt als:

- Angst vor dem Sterben.
- Angst davor, verrückt zu werden.
- Krankheitsangst.
- Kontrollverlustangst.

Diese ungerichteten Ängste können sich auch in ihrem Verlauf an spezifische Objekte binden. In diesem Fall spricht man von phobischer Verarbeitung. Nicht wenige Borderliner haben zum Beispiel Höhenangst, die irgendwann ganz plötzlich und ohne erkennbaren Grund auftritt, obwohl sie früher völlig frei von solchen Phobien waren. Da es mehr als 500 spezifische Phobien gibt, ist die Höhenangst hier nur exemplarisch genannt.

Frei flottierende und ungerichtete Ängste kommen erfahrungsgemäß auch in der Qualität einer generalisierten Angststörung daher. Der Betroffene erlebt vollkommen übersteigerte und unrealistische Befürchtungen. Er ist einen Großteil des Tages mit nagenden und quälenden Sorgen beschäftigt und allerlei alltägliche Dinge lösen bei ihm Angst aus. Er hat an den meisten Tagen Angst, Befürchtungen, Sorgen über zukünftiges Unglück.

Sehr häufig werden Befürchtungen geäußert, er selbst oder ein Angehöriger könnte demnächst erkranken oder verunglücken, das Haus könnte einstürzen, Einbrecher könnten ins Haus eindringen, der Autoreifen platzen. Diese generalisierten Ängste gehen nicht selten mit Zwangsimpulsen und Zwangsgedanken einher, wie z. B.: „Es wird gleich etwas geschehen". In der Folge können sich Kontrollzwänge und andere neurotische Symptome einstellen.

Janosch, 44, beschreibt ganz farbig, wie diese Ängste sich im Alltag auswirken:

> „Eigentlich habe ich seit ein paar Jahren immer Angst. Schon wenn ich morgens wach werde, ist sie da. Sie ist ganz unspezifisch, einfach so ein mulmiges Gefühl, welches mich durch den Tag begleitet. Am Abend entspannt sich die Situation dann etwas. Wenn es aber Zeit wird schlafen zu gehen, ist die Angst vor der Nacht, dem Schlaf ganz präsent. Ich kann oft nur im hell erleuchteten Zimmer schlafen. Gehe so spät ins Bett, dass ich anderntags wie gerädert bin. Oft mache ich die Nacht zum Tag. Ich hatte schon als Kind Angst, ins Bett zu gehen."

Sowohl Kernbergs als auch Dulz' Theorie sind in sich schlüssig und sich nicht so unähnlich.

Die Thesen zur Entstehung der BPS sind multidimensional. Nicht etwa eine reine Traumatisierung im Kindesalter führt zum Ausbruch der späteren BPS, sondern eine Fülle von ursächlichen Erfahrungen, körperliche Genese usw.

Die therapeutische Erfahrung mit Borderline-Patienten zeigt, dass immer wieder sehr hohe Grundängste beim Betroffenen bestehen, die durch allerlei auffälliges Verhalten scheinbar kompensiert werden. Die frei flottierende Angst wird bei vielen Betroffenen bereits in den ersten Gesprächen klar. Auch wenn der Betroffene selbst dies nicht immer bemerkt, so stehen in seinen Schilderungen doch häufig neben Verlassenheitsängsten und spezifischer Objektangst vor Höhe, Tieren oder Sonstigem auch existenzielle Ängste im Vordergrund. Versagensängste, Angst vor Armut, Angst vor Krankheit – dies sind in fast jeder Borderline-Therapie zentrale Gesprächsthemen.

Empirische Studien zur Ätiopathologie der Borderline-Störung haben in den letzten Jahren auffällige Befunde hinsichtlich neurobiologischer, chemischer und physiologischer Normabweichungen erbracht (Bronisch 2001). Besonders Dysfunktionen des Gehirns, die mit der Organisation von Wahrnehmung zusammenhängen und so die Auslösung von Angst fördern und zur pathologischen Affektaktivierung beitragen können, waren auffällig. Auch der somatische Ansatz zielt auf Ängste ab.

Stehen also Ängste im Vordergrund der BPS, so dürfte klar sein, dass jede Anstrengung, die BPS heilen zu wollen, in einer adäquaten Therapie gegen diese diffusen oder spezifischen Ängste bestehen muss.

Nach M. Linehan ist das impulsive Verhalten der Borderliner ein Versuch, die unkontrollierbaren, äußerst schmerzhaften Gefühle von z. B. Angst zu beseitigen, was im Sinne der operanten Konditionierung als negative Verstärkung zu werten ist (gelernte Problemlösungsstrategie).

Hierbei scheint der Suizid der sicherste Weg, seinen Gefühlszustand absolut zu verändern. Selbstverletzungen und parasuizidale Handlungen führen nach Schilderung vieler Borderline-Persönlichkeiten zu einer deutlichen Reduktion von Angst. Die Angst verringert sich, nachdem sie sich geschnitten haben (Leinbenluft, Gardner und Cowdry 1987).

Kritische Ansätze zur Borderline-Störung

Wie ich oben bereits ausgeführt habe, ist Borderline eine häufig diskutierte Diagnose, wenn nicht sogar die am meisten angezweifelte Diagnose in der klinischen Psychologie. Einige kritische Ansätze zur BPS:

Manche Forscher, wie z. B. die Amerikanerin Dr. Judith Hermann bezweifeln, dass es eine solche Störung gibt. Hermann beschreibt in ihrem Buch *Trauma and Recovery* die BPS als eine bestimmte Form einer posttraumatischen Belastungsstörung. Sie führt aus, dass eine posttraumatische Belastungsstörung die sich in ihrer klinischen Manifestation auf Elemente der eigenen Identität und die Beziehung zu anderen Menschen auswirke, BPS genannt werde. Beträfen die Auswirkungen aber körperliche Symptome, spreche man von einer Hysterie.

Der englische Psychiater C. H. Hughes nannte 1848 erstmals den Begriff „Borderland-patients" und meinte damit Patienten, die er weder einer neurotischen noch einer psychotischen Erkrankung zuordnen konnte. Daraus wurde die Bezeichnung „Borderline" abgeleitet. Man verwandte diese Bezeichnung in wissenschaftlichen Publikationen für jene Beschwerdebilder, die nicht eindeutig eingeordnet werden konnten. Die Krankheitsbilder mussten typischerweise im Grenzbereich von Neurosen, schweren Charakterstörungen und Psychosen angesiedelt sein.

Im Wörterbuch der Psychiatrie von 1968 gab es keine Borderline-Störung. Der Autor, Haring, schreibt in einer späteren Auflage von 2004, dass sich dieses „psychoanalytische Konstrukt" in den letzten Jahren in der psychiatrischen Klinik zunehmender Beliebtheit erfreut. Bereits 1947 nannte die Psychoanalytikerin Melitta Schmideberg den Begriff „Borderline" im Zusammenhang mit den psychischen Störungen, die sich nicht in den Kreis der Neurosen und ebenfalls nicht den Psychosen zuordnen ließen. Eines der wichtigsten Kriterien sah Schmideberg darin, dass die Betroffenen keinerlei emotionale Kontaktmöglichkeiten mit anderen hätten und eine damit verbundene Einsamkeit erleben würden.

Viele Experten sind der Ansicht, dass Borderline eine Verlegenheitsdiagnose für psychisch schwer kranke Menschen ist, die in kein anderes Diagnoseschema passen. Die Interpretation dieses Begriffs ist sehr unterschiedlich. Von Fall zu Fall landen unter dieser Oberdiagnose auch Menschen mit narzisstischen Störungen, infantilen Störungen sowie antisoziale Persönlichkeiten.

Ist Borderline eine Verlegenheitsdiagnose für all die Magersüchtigen, die Bulimikerinnen, Menschen in Drogenabhängigkeit, mit Selbstmordgedanken? Menschen, die in das Borderline-Schema hineinpassen, gab es sicher auch bereits vor hundert Jahren. Man hat sich im Verlaufe der letzten Jahre nur viel intensiver mit diesem Krankheitsbild beschäftigt, deshalb wird es zunehmend immer häufiger diagnostiziert. Vor hundert Jahren gab es gehäuft die Diagnose „Hysterie". Heute weiß man relativ sicher, dass es sich dabei um eine Modediagnose handelte, die dem Zeitgeist entsprach. Vielleicht wird man auch über unsere heutigen Borderline-Diagnosen in hundert Jahren kritischer nachdenken.

Neben der Bezeichnung „Borderline-Syndrom" benutzen viele Behandler auch die Bezeichnungen „Borderline-Persönlichkeit" und „Borderline-Zustand". Hierbei gehen sie davon aus, dass es sich bei einer Borderline-Persönlichkeitsstörung um eine dauerhafte Störung handelt. Das Syndrom oder der Borderline-Zustand beschreiben kürzere Episoden oder Schübe. Eine Psychiaterin erzählte mir dieser Tage auch von einer Patientin mit „Borderline-ähnlichem Verhalten". Hieraus könnte vermutet werden, dass die Behandler die Schwierigkeit haben, eine gesicherte oder halbwegs gesicherte Diagnose zu stellen, sofern es denn überhaupt in jedem Fall einer Diagnosestellung bedarf.

Die Konfusion wird noch größer, wenn man das Diagnoseschema von J. Modestina betrachtet (Psychiatrische Universitätsklinik Zürich). Er hat gleich eine ganze Menge von Verwendungsformen des Begriffs parat:

- Borderline als Schizophrenie-Form (latente Schizophrenie).
- Borderline als besonderer Typ der Persönlichkeitsstörung.
- Borderline als Oberbegriff für schwere Persönlichkeitsstörungen schlechthin.

- Borderline als eine affektive Störung.
- Borderline als Markenzeichen der Unanalysierbarkeit.
- Borderline als Syndrombezeichnung.
- Borderline als Verlegenheitsdiagnose.
- Pseudo-Borderline-Syndrom (atypische larvierte Depression).

Es stellt sich aber eigentlich unter Therapeuten nicht die Frage, ob eine derartige Diagnose überhaupt gebraucht wird. Die „Borderline-verdächtigen" Patienten haben meist einen erheblichen Leidensdruck, wenn sie erstmals einen Behandler aufsuchen. Sie erwarten eine Lösung all ihrer unverständlichen Probleme. Sie selbst verstehen sich ja nicht und werden von anderen noch weniger verstanden. Also muss der Behandler sie erstens verstehen und zweitens eine Erklärung für alles abgeben. Da die meisten Betroffenen aber mit klarer Symptomatik wie z. B. Angst, Depression, Hypochondrie oder Somatisierungsstörungen kommen, einige sich freiwillig in Therapie begeben, um ihre Beziehung zu retten, wieder andere wegen einer Suchtproblematik oder einer Essstörung auftauchen, stellt sich zunächst die Notwendigkeit zu einer symptomorientierten Behandlung. Wer stark magersüchtig ist, braucht eine auf die Magersucht bezogene angemessene Therapie. Wer stark drogenabhängig oder Alkoholiker ist, dem ist mit der Nennung einer Borderline-Diagnose nicht gedient, auch wenn seine Schilderungen noch so prägnant zutreffen.

Stark vereinfacht steht die oft sehr produktive Symptomatik im Vordergrund eines jeglichen Behandlungsansatzes. Die Behandlung des Borderline-Syndroms mit der Vielzahl seiner

Symptome steht an zweiter Stelle in der Behandlungshierarchie.

Therapie der Borderline-Störung

DBT – dialektisch-behaviorale Therapie

Marsha M. Linehan schuf in den 1980er Jahren eine neue Therapieform speziell für Borderline-Patienten und nannte diese DBT – dialektisch-behaviourale Therapie. Diese Therapieform wird in Einzel- und Gruppensitzungen durchgeführt. In dieses Therapieprogramm integriert sind Techniken aus verschiedenen Bereichen, insbesondere der Verhaltenstherapie, Gesprächspsychotherapie und Hypnosetherapie. Übungen aus dem Bereich der fernöstlichen Meditationstechniken schließen sich an. „Behavioural" bezeichnet dabei, dass das Verhalten (engl. = *behaviour*) verändert werden soll; „dialektisch" bezieht sich auf eine Sowohl-als-auch-Haltung. Das bedeutet: Es soll etwas verändert werden, aber gleichzeitig auch akzeptiert werden, dass erst einmal alles so ist, wie es ist. Damit lassen sich dysfunktionale Verhaltensmuster abbauen.

Ziel der Therapie ist es, dass Patienten nach und nach durch Selbstbeobachtung ihre Gefühle kennenlernen. Es werden gezielt Fertigkeiten trainiert, die den Borderlinern den Umgang mit sich selbst erleichtern. Übungen in Stresstoleranz gehören ebenso dazu wie Achtsamkeitsmeditationen. Patienten sollen intensiv Tagebuch über ihre Erfahrungen führen.

Ein wichtiger Schritt ist erreicht, wenn Betroffene lernen, ihren emotionalen und körperlichen Spannungszustand treffend einzuschätzen. Mit mehr Achtsamkeit und Introspektion können Borderliner schneller und besser spüren, wann sie sich ärgern und vor allem über was und wen. Das soll den Betroffenen die Fähigkeit geben, frühzeitig über ihre Gefühle zu sprechen, bevor sie explodieren. Methoden, die eigene Spannung abzubauen, gehören ebenfalls zu den Fertigkeiten, die in der DBT vermittelt werden sollen.

Marsha Linehan sieht als Ursache der Borderline-Störung eine wechselseitige Aufschaukelung einer Veranlagung zur Emotionsstörung und einem invalidierenden kindlichen Umfeld. Linehan spricht von einer Störung in der Emotionsregulation und benennt die Borderline-Symptome als dysfunktionale Coping-Strategien, um die Spannungszustände und Gefühlsschwankungen zu minimieren. Linehan will mit der DBT-Therapie die Fähigkeit schaffen, eine stabile Balance beim Betroffenen zu schaffen. Eine Balance zwischen Veränderung und dem berechtigten Akzeptieren der gegenwärtigen Situation. Damit soll schädliches Verhalten besser verändert werden können als mit ständigem Dagegen-Ankämpfen. Im Verlaufe der Therapie soll der Betroffene lernen, seine Impulse besser zu regulieren. Hierzu lernt er bestimmte Fertigkeiten (Skills). Die DBT-Grundannahmen bezeichnet Linehan wie folgt:

- Borderline-Betroffene machen das Beste aus ihrer gegenwärtigen Situation.
- Borderline-Betroffene wollen sich verbessern.

- Borderline-Patienten strengen sich noch stärker an, arbeiten noch härter und müssen noch stärker motiviert sein.
- Borderline-Betroffene haben ihre Störung nicht selbst verursacht, müssen sie aber selber lösen.
- Das Leben suizidaler Borderline-Patienten ist so, wie es gegenwärtig gelebt wird, in der Tat unerträglich.
- Borderline-Patienten müssen neues Verhalten im Rahmen relevanter Krisensituationen lernen.
- Borderline-Patienten können während einer dialektisch-behaviouralen Therapie nicht versagen.
- Therapeuten, die Borderline-Betroffene behandeln, brauchen Unterstützung.

Die Durchführung der DBT und ihrer Elemente ist hierarchisch gegliedert. An erster Stelle steht die Behandlung von Parasuizidalität und Suizidalität. Unter Parasuizidalität ist unter anderem das selbstverletzende Verhalten der BPS-Betroffenen zu verstehen. Das nächste Element ist die Gewährleistung regelmäßiger Therapieteilnahme. Der Fokus in der Therapie wird grundsätzlich auf Verhaltensweisen gelegt, die eine Therapie stören oder deren Wirkung beeinträchtigen. Ist die Therapieteilnahme gesichert, wird der Fokus auf das nächste Element gelegt. Dabei handelt es sich um die Bearbeitung von Verhaltensweisen, welche die Emotionen und die Lebensqualität der Betroffenen beeinträchtigen. Das können z. B. die folgenden Faktoren sein: Suchtverhalten und Sucht, Essstörungen aller Art, Arbeitslosigkeit, Straftaten usw.

Zu jeder DBT gehört ein abgeschlossener Behandlungsvertrag. Neben der Einzeltherapie gehört nach Marsha Linehan auch ein Fertigkeitentraining zur Therapie. Im Rahmen einer sogenannten Skillsgruppe werden verschiedene Übungen durchgeführt. Wichtiges Kriterium sind Achtsamkeitsübungen. Achtsam im Hier und Jetzt zu sein, sich von leidvollen Gedankeninhalten zu distanzieren. Patienten lernen in dieser Skillsgruppe Techniken der Gefühlswahrnehmung und werden in die Lage versetzt, ihre Gefühle auch treffend beschreiben und benennen zu können. Ein wichtiger Schritt ist es, seine Emotionen zu regulieren.

Zwischenmenschliche Fertigkeiten und soziale Kompetenzen sollen trainiert werden. Hierzu ist es wichtig, dass die Betroffenen lernen, ihre Bedürfnisse und Wünsche wahrzunehmen. Sie lernen darüber hinaus, in speziellen Situationen Stresstoleranz zu entwickeln. Patienten sollen lernen, im Zustand innerer Hochspannung handlungsfähig zu bleiben, um damit Krisen sicher überstehen zu können. Ziel ist es, ein weiteres Eskalieren der Spannung bis zum „Ausflippen" zu verhindern. Der Umgang mit dissoziativem Verhalten und Schmerz wird geübt.

Im Fertigkeitentraining (Skillstraining) geht es in erster Linie darum, Maßnahmen zu erlernen, die es verhindern, dass es zu selbstverletzenden oder gar suizidalen Handlungen kommt. In zweiter Linie sollen diese sogenannten Ersatzreize ein Ausflippen in typischen Situationen verhindern, in denen der Borderliner sich verlassen oder gekränkt oder zu Unrecht behandelt fühlt.

In dem Moment, wo ein Ausflippen scheinbar unwiderruflich bevorsteht, sorgt ein selbst gesetzter Reiz für eine intensive Überlagerung der aufsteigenden Wut im Gehirn. Das kann ein Eiswürfel sein, den man sich ins Hemd steckt, oder eine Chilischote, die man zerkaut. Auch das schmerzhafte Schnippen mit einem um das Handgelenk geschlungenen Gummiband ist inzwischen ein Klassiker im Skillstraining. Mit all diesen Maßnahmen wird diese dramatische Hochspannungsphase eines affektiven Staus überwunden. Der Betroffene schafft es nach einem erlernten Skillstraining, seine aufkommenden Gefühle meist gut zu kontrollieren. Als Erfolg versprechende Skills haben sich unter anderem folgende erwiesen:

- Gummiband um das Handgelenk wickeln und damit schnipsen.
- Kaltes Wasser auf Hände, Arme und Kopf.
- Einen Stein in den Schuh und damit umherlaufen.
- Ätherische Öle riechen oder tropfenweise auf die Zunge geben.

Diese Liste ließe sich sicherlich unbegrenzt erweitern. Ziel ist es, einen starken Impuls zu setzen, der die aufsteigende negative Spannung unterbricht, indem er sie überlagert.

Im Rahmen der DBT lernen Betroffene die für sie wirksamen Skills herauszufinden und die notwendigen Gegenstände ständig greifbar oder zumindest in der Nähe zu haben. Einige Betroffene schaffen sich richtige kleine Notfallkoffer, in welchen sie alle Utensilien für den Fall der Fälle haben, die dann mit steigender Intensität eingesetzt werden können.

Übertragungsfokussierte Psychotherapie

Neben der DBT kommt im Rahmen einer Psychotherapie der Borderline-Störung auch die sogenannte übertragungsfokussierte Psychotherapie zum Einsatz. Diese Therapieform hat sich aus der Psychoanalyse entwickelt. Die übertragungsfokussierte Psychotherapie (*transference focused psychotherapy*, TFP) ist eine von Otto Kernberg entwickelte objektpsychologische Behandlungsmethode. Das Hauptaugenmerk, der Fokus in der Therapie liegt im Hier und Jetzt und in heutigen Beziehungen. Nicht frühere Beziehungen sind Gegenstand der therapeutischen Gespräche, sondern aktuelle Beziehungsprobleme. Diese Beziehungen werden zwischen Therapeut und Patient erörtert, sichtbar gemacht und es ergibt sich dadurch die Chance, Borderline-spezifisches Verhalten des Patienten sichtbar zu machen. Was sichtbar ist, kann bearbeitet werden. Der Patient lernt eine bessere Selbsteinschätzung, indem er sein eigenes Borderline-typisches Fehlverhalten erkennt. Typisch fehlerhafte Wahrnehmungen und Verhaltensweisen können so verändert werden. Im Rahmen der therapeutischen Gesprächspsychotherapie lernt der Betroffene, Persönlichkeitsanteile von sich zu akzeptieren oder zu verändern. Oft handelt es sich dabei um Teilaspekte der Persönlichkeit, die der Betroffene bislang noch nicht ausleben konnte oder durfte.

Bei der übertragungsfokussierten Psychotherapie handelt es sich um eine Einzel-Gesprächstherapie, die auf einen längeren Zeitraum ausgelegt ist. Eine der Grundannahmen dieser Therapie ist die Vorstellung, dass die extremen Beziehungsmuster und die extremen Schwankungen aus dem

Unbewussten entstammende Wiederholungen internalisierter pathologischer Beziehungen sind. Kernberg benannte den Zustand, der durch die mangelhaft integrierten Selbst- und Objektrepräsentanzen entsteht, Identitätsdiffusion. Nach Kernberg werden Konflikte bei diesen Personen nicht innerseelisch zwischen ES, ICH und ÜBER-ICH ausgetragen, sondern in Form von Selbst-Objekt-Dyaden interpersonell agiert. Chaotische und leidvolle Erlebnisse werden durch Abwehrmechanismen wie Spaltung weiter aufrechterhalten. In der Therapie werden die Objektbeziehungen des Patienten analysiert, so wie sie sich zwischen Patient und Therapeut mittels Übertragung und Gegenübertragung darstellen. Es wird eine Integration positiver und negativer Selbst- und Objektanteile angestrebt. Der Patient soll dadurch lernen, differenziertere Beziehungserlebnisse wahrzunehmen.

Die psychodynamischen Therapiemodelle gehen davon aus, dass uns unsere seelischen Prozesse weitgehend verschlossen bleiben. In unserem Unterbewusstsein vermuten wir unsere Triebe, Überzeugungen, Vorstellungen von Moral und andere grundsätzliche Muster für unsere Lebensgestaltung. Diese diversen Antriebe werden je nach Art und Weise und Bedarf in unserem alltäglichen Leben wirksam. Kommt es zu Diskrepanzen zwischen den Mustern in unserem Leben und den Mustern in unserem Unbewussten, so melden sich diese Störungen oftmals als neurotische Symptome, wie z. B. Zwänge oder Ängste. Diese Symptome werden nach Ansicht der Neurosenlehre immer von unbewussten Konflikten ausgelöst. Die psychische Erkrankung mit ihren vielfältigen Symptomen soll ein suboptimales Lösungsmodell unseres Unbewussten sein, die bestehenden Konflikte zu bewältigen.

Die übertragungsfokussierte Psychotherapie arbeitet mit der Übertragung zwischen Patient und Therapeut. Der Therapeut zieht Schlüsse aus der Art und Weise, wie der Patient sein Verhältnis zum Therapeuten gestaltet. Er analysiert schwierige Beziehungsmuster beim Patienten und erarbeitet mit diesem neue, bessere Lösungen. Es werden so die leidvollen früheren Erfahrungen durch pragmatischere und konstruktivere neue Lösungen ersetzt.

Borderliner tendieren zu Abwehrmechanismen der Spaltung. Spaltung meint hier, dass das gesamte Weltbild des Borderliners in Gut oder Böse und Schwarz oder Weiß aufgeteilt wird.

Ein weiterer Abwehrmechanismus ist die projektive Identifikation. Das bedeutet, der Borderliner projiziert Gefühle, Gedanken oder Fantasien, die er an sich selbst ablehnt, auf andere. Dem anderen unterstellt er dann, dass dieser all die Gefühle habe, die der Borderliner in sich ablehne. Durch die projektive Identifikation gelingt es, unerträgliche Vorstellungen zu externalisieren. Oftmals werden vom Borderliner Aggressionen in den anderen hineinprojiziert. Da der Borderliner schwache Ich-Grenzen hat, kann er später nicht mehr sicher unterscheiden, wer aggressiv ist. Er identifiziert sich mit der Aggression, die er in den anderen hineinprojiziert hat, und fühlt sich dann bedroht. Dies mag auch der Grund sein, warum Borderliner zu präventiven Angriffen oder Übergriffen tendieren, versuchen, ständige Kontrolle über den anderen auszuüben. Der Borderliner will dem anderen zuvorkommen, bevor dieser ihm etwas antut. Um dem Borderliner dies zu verdeutlichen, werden diese Gefühlsreaktionen und Abwehrmechanismen zwischen Therapeut und Patient verdeutlicht und der Betroffene kann daraus lernen, Gegenmaßnahmen gegen diese Übertragungsgefühle zu treffen.

Inwieweit pathologische Übertragungen erfolgen, erlebt man in der Gegenübertragungsreaktion des Therapeuten. Diese Gegenübertragung besteht aus unbewussten und auch bewussten Gefühlsreaktionen in Bezug zum Patienten. Das kann von Hilflosigkeit über „böse auf den Patienten sein" bis zu reaktiver Wut unzählige Gefühlsreaktionen betreffen. Eine geradezu klassische Gegenübertragungsreaktion des Therapeuten ist die masochistische Unterwerfung in die Forderungen des Patienten. Diese Unterwerfung stellt sich dar durch übertriebene Schonung des Patienten in der Therapie. Der Therapeut erlebt sich durch den krankmachenden Einfluss eines Borderliners oft selbst in extremen Gefühlszuständen zwischen „kalt und warm" oder „gut und böse" Therapeuten sprechen an diesem Punkt von einer „emotionalen Kneippkur". Dies sei der Punkt, an dem der Therapeut versuche, den Borderliner loszuwerden. Damit schütze er ihn vor der Aggression des Therapeuten. Anhand der sehr starken Übertragungs- und Gegenübertragungsgefühle mag man erkennen, wie schwierig eine therapeutische Beziehung in der übertragungsfokussierten Psychotherapie sein kann.

Im Verlaufe der Therapie soll der Patient in die Lage versetzt werden, introspektiv zu sein. Seine eigenen Gefühle zu erkennen und ein inneres Gespräch mit sich selbst zu führen. Bis dahin ist es jedoch ein langer Weg, der mit einer ausführlichen Anamnese beginnt und zu einer Erörterung aller schwierigen Lebenssituationen kommt. In einem zuvor ausgehandelten Therapievertrag wird Suizidalität und Präsuizidalität ausgeschlossen und die Dauer und Frequenz der Therapie festgelegt.

Was die Wirksamkeit der übertragungsfokussierten Psychotherapie betrifft, so gibt es eine aktuelle Untersuchung. Das hat der Psychosomatiker Prof. Dr. Stephan Doering von der Universität Münster jetzt mit einer Studie nachgewiesen. Doering untersuchte mit einem Team aus Ärzten und Psychotherapeuten 104 Fälle. Diese 104 Patienten erhielten entweder eine übertragungsfokussierte Psychotherapie oder eine konventionelle Psychotherapie bei einem niedergelassenen Psychotherapeuten. Nach einem Jahr Therapie ging es den Patienten, die mit übertragungsfokussierter Psychotherapie behandelt wurden, deutlich besser. Es gab in dieser Gruppe weniger Therapieabbrüche, weniger Suizidversuche und weniger notwendige Einweisungen in psychiatrische Kliniken.

Kognitive Verhaltenstherapie

Die kognitive Verhaltenstherapie geht im Großen und Ganzen davon aus, dass der Mensch im Leben gewisse Verhaltensweisen erlernt und bestimmte Erfahrungen gemacht hat. Eine bestimmte Einstellung führt beim Menschen zu immer wiederkehrenden Reaktionsweisen. Ziel der kognitiven Therapie ist es, diese Denkmuster gezielt aufzuarbeiten und neu zu überprüfen. Beispielsweise müssen verschiedene Einstellungen in Bezug auf negative Erwartungshaltungen überprüft und neu überdacht werden. Reaktionsweisen, die sie in gewissen Situationen aufweisen, die aufgrund eines erlebten

Traumas negativ behaftet sind, müssen von diesem erlebten Trauma entkoppelt werden. Beispiel:

Karl schildert in der Therapie, dass er sich mächtig aufregt, wenn seine Freundin alle zwei bis drei Wochen einmal mit ihrer besten Freundin ausgehen will. Er nörgelt dann so lange an ihr herum, bis sie bereits vorher die Lust daran verliert und darauf verzichtet. Oft hat Karl auch schon mit dem totalen Beziehungsabbruch gedroht, falls sie doch alleine ausgehe. Er hat die Angst, dass sie jemand anderes kennenlerne und ihn dann verlassen könnte. Hierbei handelt es sich um eine Borderline-typische Angst. Wenn ich Karl nun in der Therapie frage, wie wahrscheinlich es ist, dass sie einen anderen kennenlerne und ihn deshalb verlassen werde, bestätigt er mir, dass diese Angst wahrscheinlich unbegründet ist.

> „In dem Moment, wo sie ausgehen will, überkommt mich wieder dieses alarmierende Unruhegefühl …“

Karl versucht sich zu rechtfertigen und zu erklären:

> „Ich weiß ganz genau, dass die Drohung mit Beziehungsabbruch völlig überzogen ist und ich mich damit selbst verletze. Aber ich habe eben so Angst vor dem Verlassenwerden, dass ich lieber die Beziehung selbst beende“.

Karl hat in seiner Kindheit Verlassenheitssituationen und Aggressionen von seinen Eltern erlebt. Auch haben die Eltern sich immer wieder mit Trennung und Scheidung gedroht. Karl lebte als Kind immer in der Unsicherheit, ob seine Eltern noch beide da sein würden, wenn er aus der Schule kam.

Diese traumatisch verfestigte Ansicht kann im Rahmen kognitiver Verhaltenstherapie bearbeitet werden. Karl kann in Gesprächen immer und immer wieder Sicherheit gegeben werden. Er wird Stück für Stück sein Glaubensgebilde zum Thema Verlassen ins Wanken bringen, wenn er bemerkt, dass es nicht eintreten wird. Hier wird eine alte (traumatische) Erfahrung durch neue, bessere Erfahrungen überlagert. Ziel einer entsprechenden Therapie ist es, das Thema „Freundin geht aus" und „erlittenes Verlassenheitstrauma" zu entkoppeln und neu zu konditionieren. Das Thema soll entzerrt werden. Dies ist eine Methode kognitiver Strategien.

Kognitive Verhaltenstherapie in Verbindung mit psychoedukativen Therapiestrategien kann durchaus als Basistherapie bei der Borderline-Störung eingesetzt werden. Es ist jedoch von eminenter Wichtigkeit, dass die Interventionen auf die besonderen Eigenschaften von Menschen mit Borderline-Störungen abgestimmt werden.

Die dialektisch-behaviourale Therapie basiert im Übrigen auf der kognitiven Verhaltenstherapie. Nach Aaron Beck haben Menschen mit Persönlichkeitsstörungen maladaptive Überzeugungen, die in gewisse Strukturen oder Schemata einbezogen sind. Im Rahmen dysfunktionaler Anpassungs- und Überlebensstrategien richtet sich die selektive Informationsverarbeitung, die jeder Reaktion auf die Umwelt vorausgeht, immer wieder auf die fehlerhaften Basisannahmen. So ist ein Borderliner oftmals davon überzeugt, dass er nicht geliebt wird, machtlos ist. Wohingegen er andere als vollkommen und mächtig idealisiert oder aber als kontrollierend, abweisend oder vernachlässigend entwertet. Diese Konzepte führen zu dysfunktionalen kognitiven Überzeugungen wie beispielsweise immer enttäuscht, verlassen, nicht geliebt zu werden, wertlos zu sein.

Die kognitive Verhaltenstherapie kann auf Borderline-spezifische dysfunktionale Kognitionen abgestimmt werden. Damit kann dem Betroffenen zum Beispiel sein fehlerhaftes Glaubenskonzept vor Augen geführt werden. Die fehlerhaften Konzepte können nach und nach im therapeutischen Gespräch in einer nicht wertenden Art und Weise zu Fall gebracht werden.

Im Rahmen der kognitiven Therapie sollten dem Patienten auch sehr viele psychoedukative Elemente geboten werden. Er sollte aufgeklärt werden über die Bedeutung der Störung, die psychischen und oder somatischen Rahmenumstände.

Des Weiteren bietet die kognitive Gesprächstherapie sehr viele Möglichkeiten, den Patienten zu Selbstheilungsversuchen und zu einer Aktivierung eigener Ressourcen anzuregen. Eigene Ressourcen bedeutet in diesem Fall zunächst einmal Selbstliebe, sich selbst annehmen zu können, wie man ist. Der Therapeut sollte hier wertschätzende und annehmende Unterstützung geben und empathisch zu Strategien anleiten, die eine Selbstannahme durch den Betroffenen unterstützen.

Ego-State-Therapie

Die Ego-State-Therapie ist eine Methode aus der Traumatherapie. John und Helen Watkins entwickelten diese Therapie. Diese Therapieform eignet sich für die Arbeit mit Borderline-Betroffenen sehr gut. Der Denkansatz von Watkins liegt darin begründet, dass Menschen, die psychische Traumata erlebt haben, zum Schutz ihrer Persönlichkeit Abwehrmechanismen entwickeln. Dabei kann es passieren, dass die Persönlichkeit in verschiedene Ich-Anteile („Ego-States") aufgeteilt wird. Dies ist ein unbewusster Mechanismus. Diese Ich-Anteile haben teils eigene Handlungsweisen, Präferenzen, Willen. Wir sprechen dabei nicht von objektivierbarer multipler Persönlichkeit oder „Jekyll and Hyde", sondern subtilen Persönlichkeitsanteilen. Diese Anteile können zu unterschiedlichen Zeiten in unterschiedlicher Weise im Vordergrund stehen. Damit werden die sprunghafte Labilität, Meinungsveränderung, Wahrnehmungsveränderung und alle anderen wechselhaften Eigenschaften der Borderline-Betroffenen besser erklärbar.

Die Ego-State-Therapie wird in den USA bereits seit fast dreißig Jahren angewandt. John Watkins, ihr Begründer, war Professor für Psychologie an der Universität von Montana.

Wir alle haben unterschiedliche Ich-Anteile. Jeder Mensch hat etwa fünf bis fünfzehn verschiedene Ich-Zustände, die im Verlaufe der Kindheit entstehen und ins Bewusstsein integriert sind. Diese Ich-Anteile wechseln mit den unterschiedlichen Umständen und Betriebsbedingungen, die wir tagtäglich erleben. So kann eine Frau morgens ins Büro oder Geschäft fahren und dort die versierte Buchhalterin sein. Abends zu Hause kann sie die treu sorgende Ehefrau oder am Wochenende die perfekte Gastgeberin oder vielleicht die enthusiastische Sportlerin sein. Ein anderer Mensch kann vielleicht der unbestechliche, aufopferungsvolle Polizist sein und nachmittags zu Hause ein leidenschaftlicher Hobbygärtner oder am Wochenende ein Fußballfan oder Freizeitsportler sein. Nehmen Sie all die Ehrenämter oder Vereinstätigkeiten, in denen wir aufgehen. Wie schnell fühlen wir uns dann wie ein ganz anderer Mensch?

Zwischen all diesen Ich-Anteilen können wir jederzeit ganz bewusst und steuerungsfähig umschalten.

Dahingegen sind abgespaltene Ich-Anteile dem Bewusstsein nicht mehr zugänglich. Mit traumatischen Erlebnissen verbundene Erfahrungen, die äußerst schmerzhaft für die Psyche waren, können abgespalten werden. Nehmen wir beispielsweise beim Borderline-Betroffenen eine Vernachlässigung in der Kindheit an. Vielleicht schrie der Betroffene als Kind ergebnislos nach seiner Mutter, die sich wenig um ihn kümmerte. Nehmen wir weiter an, dass diese Erlebnisse verdrängt wurden und dem Bewusstsein nicht mehr zugänglich sind, quasi ein Eigenleben führen. Nun wird klarer, warum der Betroffene beim geringsten Auslöser, der auf Verlassenwerden oder Vernachlässigung hindeutet, sofort in die kindliche Rolle zurückfällt und dieses vermeintliche Verlassenwerden so vehement zu verhindern versucht. Die abgespaltenen Ich-Anteile aus der Kindheit bleiben in der Zeit und Umwelt stehen, in der sie entstanden sind. Der dann aktivierte Ich-Anteil ist ein kindlicher. Er löst die gleichen Emotionen aus wie in der Kindheit. Wenn wir bedenken, dass der erwachsene Mensch aber über mehr Handlungsoptionen verfügt als ein kleines Kind, dann wird uns auch klar, welche Aggressionen und Kurzschlusshandlungen dadurch entstehen können.

Ego-States (Ich-Anteile) bilden sich im Laufe der Kindheit im Rahmen der sozialen Anpassung. Sie entstehen in der Folge psychischer oder körperlicher Traumatisierung, wozu Vernachlässigung, Gewalt, Missbrauch, aber auch ständige Abwertung oder Zurückgewiesenwerden gehören können. Diese Ich-Anteile sind archaische Lösungsversuche, das Individuum vor weiteren Verletzungen zu schützen. Unter Umständen handelt es sich bei den im Betroffenen „wohnenden“ Ego-States auch um Introjekte, das heißt Bezugspersonen und das Konstrukt der mit ihnen gemachten Beziehungserfahrungen.

Diese inneren und meist unbewussten Persönlichkeitsanteile, die in einer Zeit der Verletzung entstanden sind, können in der Ego-State-Therapie angesprochen werden. Ego-State-Therapie ist eine Kombination von psychodynamischer Therapie und Hypnotherapie. Somit verfügt das Therapieverfahren über die notwendigen Tools, die verletzten und teils unbewussten Ich-Anteile in Trance anzusprechen. Die Trance bietet die Möglichkeit, mit diesen meist kindlichen Ich-Anteilen einen wertschätzenden und altersgerechten Dialog zu führen. Der Betreffende kann durch diese Trance bewussten Zugang zu längst verdrängten Erfahrungen erhalten. Diese Erfahrungen können selbstverständlich auch retraumatisierend wirken. Der Therapeut muss abschätzen können, wie stabil der Patient ist. Bei parasuizidalen und suizidalen Patienten verbietet sich jede Art konfrontativer Therapie oder Traumatherapie.

Dem stabilen Borderline-Betroffenen und seinem verletzten kindlichen Ich kommt diese Therapie jedoch sehr zugute. Es kommt oft zu ganz fulminanten Veränderungen nach nur ein oder zwei Sitzungen. Mit dem Trauma zusammenhängendes kausales Fehlverhalten im Hier und Jetzt verschwindet häufig nach Integration unbewusster ursächlicher Ich-Anteile. Nach der Hypnose wird das Erlebte mit dem Patienten besprochen und es wird ein wertschätzender Dialog geführt. Das Erlebte wird somit im Bewusstsein integriert und kann vom „Erwachsenen-Ich" betrachtet und bewertet werden.

Pragmatische Hilfe statt Theorie

Ein gutes Beispiel aus der Ego-State-Arbeit bildet die Arbeit mit Michael, 30 Jahre alt, Polizeibeamter.

Michael sucht mich auf, weil er in seinem Leben keinen rechten Sinn und keine Mitte findet. Er sei sehr eifersüchtig und daran sei bereits eine frühere Beziehung gescheitert. Er habe starke Minderwertigkeitsgefühle, die er durch teure Autos auszugleichen versuche, welche er sich mit seinem Gehalt kaum leisten könne. Sobald seine Partnerin einmal mit einer Freundin ausgehe, fühle er sich ganz klein, verlassen, minderwertig. Es passiere dann, dass er sich vors Fernsehen setze und vier Tafeln Schokolade esse, bis ihm übel werde. Er thematisiert in der Therapie starkes Suchtverhalten nach Fernsehen und Süßigkeiten. Wenn er zwei Tage dienstfrei habe, könne es vorkommen, dass er nächtelang vor dem Fernseher sitze. Er esse nahezu nur Schokolade und nichts anderes mehr. Trotz seines guten Berufs und seiner durchaus guten sozialen Anpassung leide er von Tag zu Tag mehr. Er habe Ängste, depressive Verstimmungen, Magenschmerzen … Auf die Frage, was sein Traum oder Lebensziel sei, antwortet er, er wolle Bürgermeister des kleinen Dorfes werden, in dem er lebe.

Hypnose zur Traumabearbeitung

Da die zunächst mit Michael über Wochen durchgeführte kognitive Verhaltenstherapie kaum spürbare Veränderungen erbringt, arbeite ich darauf folgend in mehreren Sitzungen mit Hypnose und unbewussten Ich-Anteilen. Michaels unbewusste Ich-Anteile, die sich im Alltag in Verlassenheitsangst, Schokolade-Essen und Fernsehschauen äußern, stammen unzweifelhaft aus der Kindheit.

In der Trance führe ich Michael ganz sanft in der Erinnerung zurück zu den verschiedenen Kindergeburtstagen. Ich lasse ihn sich an den am längsten zurückliegenden Geburtstag erinnern, an den er noch eine klare Erinnerung hat. Michael erzählt in knappen und schwerfälligen Worten von den Eltern, den Geschenkpaketen. Auch an einen 8. oder 9. Geburtstag kann er sich erinnern. Der 11. Geburtstag ist traurig für ihn, denn seine Mutter ist nicht mehr da. In der Trance befrage ich Michael, warum seine Mutter nicht mehr da ist. Er antwortet schwerfällig, sie habe ihn verlassen. Auf die Frage, ob er sie zurückhaben wolle, antwortet er, dass er sie hasse. In der Trance wird sehr schnell klar, dass hier ein Kind spricht und nicht ein Mann von 30. Auf die Frage, ob er das Schokolade-Essen denn sein lassen werde, antwortet er ganz mürrisch und trotzig: „Nein“. So, wie ein Kind antworten würde.

An dieser Antwort kann man sehr gut erkennen, wie der Ich-Anteil des verletzten 10- oder 11-jährigen Michael den Wunsch des 30-jährigen Michael aushebelt, das Schokolade-Essen aufzugeben. Es findet zwischen diesen beiden Ichs im Bewusstsein keine Kommunikation statt.

Auf die Frage, ob er denn das Schokolade-Essen sein lassen werde, wenn seine Mama ihn darum bitten werde, antwortet er wieder: „Nein“.

Ich bringe dann seinen Vater ins Spiel, den er - wie ich bereits aus Gesprächen weiß - sehr liebt. Die alles entscheidende Frage lautet: „Michael, wirst du das Schokolade-Essen sein lassen, wenn dein Papa dich darum bittet?“ Er schweigt etwa 10 Sekunden lang, bis ich die Frage nachdrücklich wiederhole. Dann kommt ein „Ja“.

Ich lasse Michael dann einen Moment ruhen, führe ihn nochmals sanft weiter in die Trance und sage ihm die Worte:

> „Michael, dein Papa will, dass du das Schokolade-Essen aufgibst. Bitte lass es ab sofort sein. Dein Papa wäre stolz auf dich, wenn du ab sofort auf die viele Schokolade verzichten würdest, denn dein Papa hat dich sehr gerne. Dein Papa ist immer für dich da und will, dass es dir gut geht.“

Diese Suggestionen, verbunden mit anderen wertschätzenden und beruhigenden Suggestionen gebe ich Michael über etwa zehn Minuten. Dann wecke ich ihn aus der Trance.

Als er aufwacht, sieht er völlig geschafft aus, weint. Er sagt, er fühle sich so, als ob er tagelang nicht mehr geschlafen habe. Sein Kopf schmerze ihn. Ich erkläre ihm, dass diese belastenden Erfahrungen im Begriff sind aus der Verdrängung, aus dem Teilbewussten ins Bewusstsein überzugehen. Diese Integration sei sehr anstrengend und es komme dabei auch zu retraumatisierenden Gefühlen. Ich bestelle Michael für die kommende Woche wieder ein.

Als ich ihn wiedersehe, ist, wie er sagt, „ein Wunder" geschehen. Das Schokolade-Essen habe er seit dem Tag der Hypnose vollkommen aufgegeben. Fernsehen habe er in der ganzen Woche nur ein Stunde geschaut und er habe sich wieder seinen früheren Hobbys zugewandt.

Michael kommt fortan noch ein halbes Jahr in meine Therapie. Seine Beziehung verbessert sich nach und nach. Den tief sitzenden Hass gegen die Mutter kann er loslassen. Er engagiert sich dann in der Kommunalpolitik und wird in den Gemeinderat seines Dorfes gewählt … Er habe jetzt ein Ziel: den Bürgermeisterposten.

Was hier so märchenhaft einfach klingt, ist natürlich weder Zauberei noch ein Wunder, sondern eine harte Arbeit mit den traumatisierten Ich-Anteilen. Grundvoraussetzung für eine heilsame Wirkung der Ego-State-Therapie ist die Identifizierung von unbewussten oder teilweise bewussten Ego-States. Bei Michael war der Ich-Anteil der des trotzigen Jungen, dessen Mama zu Hause auszog, zu einem anderen Mann ging. Er zog sich dann als Kind zurück, setzte sich vor den Fernseher, um dort eine nebenwirkungsfreie Welt zu konsumieren, und versüßte sich seine Trauer mit Schokolade. Ein regressives Verhalten, was die Sehnsucht nach der frühen Kindheit widerspiegelt. Dieses kindliche Verhalten war ein Lösungsversuch, die Welt „mit der Mama" wieder zurückzubekommen. Alleine die Tatsache, diesen Ich-Anteil zu identifizieren, dem Patienten dessen Auswirkungen zu erklären, führt bereits dazu, dass das Bewusstsein diesen Anteil integrieren kann. Im Fall von Michael wurden auch einige seiner psychosomatischen Beschwerden wie Kopfschmerzen, ständige Übelkeit usw. deutlich besser.

Ich-Anteile, die eine abwertende, verachtende oder selbstzerstörerische Haltung entwickelt haben oder die Gefühle zum Ausdruck bringen, die abgelehnt werden, die der Betreffende ausgrenzt, mit denen er sich nicht identifizieren kann (z. B. Hilflosigkeit, Schuldgefühle, Versagensängste, Schwäche, Kleinheitsgefühle), führen zu Konflikten.

So entstehen innere Kämpfe, die als überaus beängstigend erlebt werden und zu unterschiedlichsten Symptomen führen können. Neben rein psychischen Symptomen zählen hierzu natürlich auch eine Reihe somatischer Symptome wie Verdauungsstörungen, Herzrasen, Schwitzen, Schmerzzustände, Verspannungen usw.

Im Falle von Michael hatte dieser kindliche Ich-Zustand eine stabilisierende Funktion. Die Traumwelt des Fernsehens und die Schokolade sollten den Schmerz um das Verlassenwerden durch die Mutter ausgleichen. Diese Strategien dienten dem Überleben. Es handelt sich also nicht um ein Defizit, sondern um eine Ressource, die einfach heute nicht mehr benötigt wird. Diese wohlwollende und wertschätzende Haltung ist für den Patienten sehr wichtig. Er erlebt sich somit nicht als „gestört", sondern sieht, dass es sich um Anpassungsmechanismen handelte, die in seiner Kindheit notwendig waren. Diese Ich-Anteile müssen gegenwartsbezogen umgewandelt werden.

Multimodale Therapieverfahren erfolgversprechend

Neben der Trance-Arbeit gehören auch kognitive Umdeutungen sowie Imaginationen zu der Ego-State-Therapie.

Im Praxisalltag hat sich für mich eine Kombination verschiedener Traumatherapien bewährt, wie z. B. EMDR, EFT, Ego-State-Therapie und anderer. Sobald die verletzten Ich-Anteile, die zu einem Fehlverhalten im Hier und Jetzt führen, identifiziert und bearbeitet sind, kommt es häufig zu fulminanten Veränderungen im Leben des Betroffenen. Meine Erfahrungen im Rahmen einer integrativen Traumatherapie sind durchaus positiv und weichen weit von den in der Literatur angegebenen „10 Prozent Heilungschancen für die Borderline-Störung" ab.

In einer Traumatherapie können viele Borderliner stabilisiert werden, sodass es ihnen möglich ist, in einem normalen sozialen Umfeld weitgehend zufrieden zu leben. Die inneren Konflikte, Suchtverhalten und Aggression werden deutlich weniger.

Es muss aber selbstverständlich - wie ich es bereits öfter in diesem Buch angemerkt habe - unterschieden werden, ob der Betreffende sich überhaupt für eine ambulante Therapie eignet oder in eine stationäre Therapie gehört. Für Betroffene mit vielen Episoden parasuizidalen und suizidalen Verhaltens, unberechenbaren Suchtverhaltens oder die psychosenah sind, eignen sich definitiv keine traumatherapeutischen Interventionen wie z. B. EMDR oder gar Hypnose. Obwohl beide Verfahren nahezu frei von Nebenwirkungen sind, kann es dennoch in hypnotischen Trancezuständen zu unstrukturierten Bewusstseinszuständen oder starken Retraumatisierungen kommen. Es kann zu Dekompensationen bis hin zu psychotischem Verhalten kommen oder Symptomverschiebungen können auftreten, selbstverletzendes Verhalten oder Suchtverhalten kann zunehmen. In manchen Einzelfällen können sich neue Symptome wie neu auftretende Zwänge oder Ängste einstellen. Dennoch rechtfertigt der gute Erfolg einer stufenweisen Traumatherapie über Wochen und Monate die Entscheidung zu aufdeckenden und auflösenden Verfahren.

Eine sorgfältige Auswahl des Therapieverfahrens hat unter ambulanten Voraussetzungen erste Priorität und gehört für den Therapeuten zu den Regeln der Kunst.

Ein weiteres Therapiebeispiel wird aus der Beschreibung des Falles von Heiner deutlich.

Der 27-jährige ledige Heiner suchte mich erstmals 2008 in meiner Praxis auf. Zu diesem Zeitpunkt war er gerade aus einer psychosomatischen Klinik entlassen worden. Man habe ihm dort gesagt, er sei ein Borderliner, was aber nicht stimme. Er erzählte von akuten Ängsten, einer traurigen Verstimmung, berichtete davon, dass eine langjährige Beziehung vor einem halben Jahr zu Ende gegangen sei. Dann habe er seine Ex-Freundin mit einem neuen Lebenspartner gesehen, was ihm den Rest gegeben habe. Seitdem leide er an einem – wie er es selbst nannte – Erschöpfungssyndrom. Heiner schilderte des Weiteren, er habe Panikattacken in Situationen, wie z. B. im Kino oder unter Menschenmengen, die mit vegetativen Reaktionen wie Schwitzen, Herzrasen, Atemnot und anderen körperlichen Sensationen einhergehen würden. Außerdem beklagte Heiner eine pathologische Höhenangst, die es ihm zeitweise unmöglich mache, mit seinem Fahrzeug über Autobahnbrücken zu fahren – alles Symptome, die zunächst an eine Angststörung denken ließen.

Heiner berichtete jedoch im Gespräch sehr schnell auch von „komischen" emotionalen Problemen. Er sei nicht in der Lage, menschliche Nähe oder Gefühle zu ertragen. Er habe bereits als Kind nie Geschenke annehmen können. Auch habe er oft Wutausbrüche, wenn etwas nicht so laufe, wie er es sich vorstelle. Heiner berichtet von waghalsigem Autofahren, selbstschädigendem Verhalten durch Zornesausbrüche. Oftmals ziehe er sich emotional zurück und sei „auf und davon" und löse damit seine Konfliktsituationen. Andere probate Konfliktlösungsstrategien seien z. B. mit der Hand auf den Tisch schlagen oder auch schon mal ein Handy gegen die Wand schmeißen.

Seine Eltern beschrieb Heiner als Versager. Der Vater sei ein Alkoholiker gewesen, der ihn verprügelt habe. Als er 16 gewesen sei, habe er sich gegen den Vater gewehrt, mit 18 sei er zu Hause ausgezogen. Seitdem habe er keinen Kontakt mehr zu seinen Eltern. Er hasse sie abgrundtief. In seinen diversen Partnerschaften habe er immer nur ein ständiges Rauf und Runter erlebt. Das einzig Stabile in den Beziehungen sei die Instabilität gewesen. Seine letzte Freundin habe er mehrmals hinausgeschmissen, dann aber wieder hereingelassen.

Heiner sagte völlig emotionslos:

> „Irgendwie lässt mich alles kalt. Ich habe keine Gefühle für andere Menschen, nicht mal für mich selbst. Manchmal spüre ich meine Arme gar nicht.“

Das sei der Normalzustand, in dem er sich die letzten Jahre befunden habe. Er erzählt stolz, er sei selbstständig gewesen und habe immer schwer gearbeitet. Erstmals in seinem Leben sei er durch die Bewegungseinschränkung und Schmerzen in seinem linken Arm arbeitsunfähig geworden, dies habe auch zu erheblichen psychischen Problemen bei ihm geführt, die sich in depressiver Verstimmung gezeigt hätten.

Wegen dieser gesamten geschilderten Umstände sei er in einer psychosomatischen Klinik gewesen. Die Therapie, bei der er auch medikamentös behandelt worden sei, habe letztlich in seinen Augen keinen Erfolg in Hinsicht auf sein Verhalten gebracht.

> „Der blöde Neurologe hatte doch überhaupt keine Ahnung, als er mich in die psychosomatische Klinik überwies. In der Klinik haben sie mir eingeredet, die Beschwerden im Rücken und in den Armen seien psychosomatisch. So ein Unsinn, ich spüre doch, dass etwas in meinem Rücken nicht stimmt. Die haben mich kirre gemacht in dieser Klinik. Ich musste dieses Mirtazapin schlucken und andere Mittel. Am Schluss habe ich nicht mehr gewusst, wer ich überhaupt bin.“

Heiner fühlte sich nach der Entlassung aus dieser psychosomatischen Klinik derartig lebensunfähig, in einem ständigen Wechsel zwischen Wut und Angst, dass er sich selbst in eine psychiatrische Tagesklinik einweisen lassen wollte. Einerseits ärgerte er sich über alle Ärzte, andererseits erhoffte er sich dort endlich Hilfe.

Ich riet Heiner dann zunächst von diesem freiwilligen Aufenthalt in der Tagesklinik ab, denn er schien stabil genug, es auch in einer ambulanten Therapie zu schaffen.

Er stabilisierte sich im Verlaufe von nur zwei, drei psychotherapeutischen Behandlungen sehr schnell. Der stationäre psychiatrische Aufenthalt konnte somit zunächst abgewendet werden, zumal der Patient nicht suizidal oder präsuizidal erschien und seine alltäglichen Lebensgewohnheiten selbst sehr gut versorgen konnte.

Eine Diagnose konnte zunächst verdachtsweise ausgesprochen werden mit:

> Emotional instabile Persönlichkeit im Sinne einer Borderline-Störung, depressive Verstimmung.

Kurz danach wurden im Rahmen der Erstintervention bei Heiner zwei EMDR-Behandlungen durchgeführt, um frühere Traumatisierungen zu bearbeiten. Des Weiteren wurden kognitive und psychoedukative Gespräche geführt.

Eine Woche später kam Heiner zur nächsten Sitzung und sagte, er fühle sich wesentlich besser. Er habe sich mit der thematisierten Borderline-Störung auseinandergesetzt und sich Informationsmaterial darüber geholt. Er finde, dass 99 Prozent der Angaben über Borderline-Patienten auf ihn zuträfen.

Im Rahmen weiterer Sitzungen arbeiteten wir kognitiv, um Strategien zu entwickeln, die ihm einen emotionalen

Ausgleich bieten würden und vor allen Dingen seine Wahrnehmung verbessern sollten. Kurz danach wurden weitere Befunderhebungen durchgeführt. Aufgrund der Ergebnisse konnte die Diagnose Borderline-Störung als relativ sicher aufrechterhalten werden.

Eine Woche später suchte Heiner mich zum dritten Mal auf. Zu dem Zeitpunkt thematisierte er seinen immer noch gefühllosen Arm. Der Patient ließ sich hier zunächst nicht auf eine psychosomatische Deutung der Funktionseinschränkung des Armes ein. Da sich aufgrund der von Heiner mitgebrachten neurologischen Vorbefunde keine Ursache für den gefühllosen Arm finden ließ, versuchte ich Heiner für ein psychosomatisches Beschwerdebild zu gewinnen.

In der darauf folgenden Woche kam es in der Therapie zunächst zu Widerstand und Abgrenzung, die ich jedoch für die Therapie als dynamisch und positiv erachtet habe. Ich sagte Heiner dann, dass ich die Diagnose jetzt mit:

> F 60.31 (ICD10) Emotionale Persönlichkeitsstörung vom Borderline-Typ

festlege. Ich sei mir dabei ziemlich sicher, weil genügend Kennzeichen emotionaler Instabilität vorhanden seien. Zusätzlich seien sein Selbstbild, die Ziele und inneren Präferenzen unklar und derzeit gestört. Es bestehe weiterhin ein chronisches Gefühl innerer Leere.

Eine weitere EMDR-Behandlung wurde durchgeführt.

Eine Woche später besuchte der Patient mich erneut. Hier erschien er emotional stabil und ausgeglichen. Er habe ein

Treffen mit seiner Kurbekanntschaft organisiert, ansonsten habe er sich den einen oder anderen Gegenstand gekauft, wie z. B. Kleidungsstücke oder Kosmetika. Er fühle sich zwar derzeit wieder emotional leer, habe aber zwischenzeitlich schon einmal starke Gefühlssensationen in Bezug auf seine weibliche Kurbekanntschaft erlebt und sei deshalb optimistisch, dass sich doch etwas in seinem Inneren ändere.

In dieser Sitzung erarbeiteten wir gemeinsam Strategien zu sinnvoller Lebensweise und Beziehungsmanagement. Heiner wurde ermuntert, die jetzt gerade neu begonnene Beziehung langsam anzugehen und zu stabilisieren. Außerdem wurde eine weitere EMDR-Behandlung durchgeführt.

Der Patient beschrieb zu diesem Zeitpunkt seinen erlebten Zustand unter der bisherigen Therapie als wesentlich besser als eingangs. Von einem Aufenthalt in der stationären Psychiatrie sei er nun aber „meilenweit entfernt".

Die eingegangene Beziehung zu einer ehemaligen Mitpatientin schien zwar auf den ersten Blick unvorteilhaft, dennoch musste vom therapeutischen Standpunkt aus die Beziehung als positiv und supportativ gewertet werden, da der Patient hierbei lernte, seine Emotionen wie aggressives Verhalten, Rückzug, Flucht zu stabilisieren.

Diese Gefühlsausbrüche seien inzwischen derzeit nach Angaben des Patienten flacher, als sie es jemals zuvor waren. Der Patient beschreibt die Beziehung als überwiegend positiv.

Vier Wochen später, nach weiteren drei Sitzungen kognitiver Therapie, EMDR und weiterer traumatherapeutischen Verfahren erzählte er, es gehe ihm gut und er könne seine eigenen

Gefühle wie z. B. vermeintliche Kränkung oder Zurückweisung besser wahrnehmen. Heiner meinte, er habe konstruktivere Dialoge mit der Freundin. Er machte einen ausgeglichenen und positiv gestimmten Eindruck.

Die Schärfung der Wahrnehmung war Ziel der weiteren Therapie. Als Behandler war ich zu diesem Zeitpunkt bereits mehr als zufrieden mit dem Therapieverlauf.

Eine weitere Woche später kam der Patient erneut in die Sprechstunde. Er beschrieb, dass es ihm gut gehe. Ein erneutes Treffen mit der Freundin sei ebenfalls gut gelaufen. Er habe einen schönen Tag mit ihr verbracht. Des Weiteren berichtete Heiner darüber, dass er endlich alle liegen gebliebenen Schreibarbeiten mit Versicherungen, Kranken- und Rentenkassen endlich erledigt habe und sich darüber freue.

Fazit der ersten Behandlungen: Heiner konnte sich innerhalb von wenigen Wochen in der ambulanten kognitiven und Traumatherapie sehr gut stabilisieren. Der damalige Zustand war so weit stabil, dass ein klinischer Aufenthalt seinerzeit nicht notwendig war. Es waren starke Tendenzen der Selbstorganisation beim Patienten zu erkennen.

Ziel der weiteren damaligen Behandlung war es, die Arbeitsfähigkeit des Patienten wieder dauerhaft herzustellen. Dazu bedurfte es einer weiteren verhaltenstherapeutischen Behandlung begleitend über mehrere Monate.

Heiner kam insgesamt vier Monate in meine Therapie und wurde stabil und arbeitsfähig entlassen. Er rief mich ein Jahr später an und sagte, dass er als Außendienstler bei einem großen Unternehmen arbeite, dafür die Selbstständigkeit aufgegeben habe und ganz zufrieden sei. Er sei zwar hin und wieder mal „schlecht drauf", aber er habe „wesentlich mehr Tiefgang" und freue sich seines Lebens.

Ein also durchaus positiver Verlauf einer durch mehrere Behandler gesichert diagnostizierten Borderline-Störung.

Wie aus der Schilderung von Heiners Fall recht eindeutig hervorgeht, kann mit verschiedenen therapeutischen Interventionen recht gut und sehr schnell eine Verbesserung eines dekompensierten Borderline-Zustandes erreicht werden. Im Vordergrund steht die adäquate Behandlung von Ängsten, da es die Ängste sind, teils frei flottierend, die zu dem oftmals deregulierten Gefühlszustand führen. Neben der Erstintervention mit traumaregulierenden Verfahren wie z. B. EMDR (Erklärung weiter unten) eignen sich dafür auch Verfahren wie Hypnose. Eine adäquate Erstintervention sollte in den ersten etwa drei Sitzungen mehrstufig erfolgen. Nach meiner Erfahrung ist es wichtig, bereits zu Beginn der Therapie wirklich gute Interventionen zu haben, da der Borderliner ansonsten sehr schnell die Therapie abbricht, weil er keinen Fortschritt darin sieht.

Betroffene tun gut daran, sich einen Therapeuten zu suchen, der in der Lage ist, eine multimodale oder integrative Therapie durchzuführen, und der mehrere Verfahren beherrscht.

Sehr gute Erfolge habe ich mit einem mehrstufigen Programm wie folgt erzielt:

Stabilisierung als erste Priorität

- Stabilisierung der Ist-Situation mit dem Versuch des positiven Einwirkens auf mögliche gefährliche parasuizidale Handlungen wie z. B. Selbstverletzungen oder Drogenmissbrauch.
- Abnahme des Versprechens beim Patienten, dass dieser für den Zeitraum der Therapie auf alle parasuizidalen und suizidalen Handlungen verzichtet.
- Eindeutige Anamneseerhebung und Diagnosestellung einer Borderline-Persönlichkeitsstörung mit einer ausführlichen familiären Anamnese.
- Psychoedukative Therapie, das heißt, der Betroffene soll sich mit der Störung auseinandersetzen, mehr erfahren.
- Erste Traumarecherchen beim Patienten: Was war schlimm in der Kindheit, an was kann der Betroffene sich erinnern?
- Erste antitraumatische Behandlung mittels EMDR.
- In den Folgesitzungen nach und nach der Versuch, auch projektive Bilder beim Betroffenen hervorzurufen, diese mit EMDR zu therapieren, um eine erneute Stabilisierung hervorzurufen.
- In den Folgesitzungen Wechsel zwischen kognitiven und verhaltenstherapeutischen sowie tiefenpsychologischen Ansätzen.

Wenn auch vielen meiner Berufskollegen dieser multimodale Ansatz als Eklektizismus, also das scheinbare Hin- und Herspringen zwischen verschiedenen Therapieformen erscheinen mag, so habe ich damit in meiner Praxis in Luxemburg doch herausragende Erfolge für viele Betroffene erzielen können. Nur in Deutschland sind integrative oder multimodale Therapieverfahren unüblich und werden von den berufsständischen Organisationen der Psychologen sogar abgelehnt. In Österreich und anderen EU-Ländern hingegen ist die integrative Therapie allgemein anerkannt und wird von den Krankenkassen auch bezahlt. Auch in den USA ist die multimodale Therapie der Goldstandard.

Einer der Hauptansätze eines integrativen therapeutischen Vorgehens ist die Behandlung bewusster traumatischer Erfahrungen. Diese lassen sich mit dem Verfahren EMDR sehr gut behandeln. Dieses Verfahren möchte ich deshalb hier erläutern, weil das Verständnis dieses Therapieverfahrens für den weiteren Verlauf des Buches sehr wichtig ist.

EMDR - hochwirksam zur Traumabearbeitung

EMDR ist ein Therapieverfahren, das belastende traumatische Erinnerungen verändern kann. Hierfür ist ein komplexes System verschiedener Therapieschritte notwendig, welches in seiner wesentlichen Komponente aus verschiedenen zielgerichteten Augenbewegungen besteht.

Die Amerikanerin Dr. Francine Shapiro erfand das Therapieverfahren eher zufällig vor mehr als zwanzig Jahren. Frau Shapiro litt selbst unter mehreren traumatischen Erfahrungen. Auf einem Spaziergang im Park fühlte sie sich von sehr belastenden Gedanken bedrückt. Sie bemerkte mehr oder weniger zufällig, dass diese Bedrückung nachließ, sobald sie die Augen in bestimmter Art und Weise bewegte. Nicht die Gedanken verschwanden, wohl aber deren Schwere. Dr. Shapiro provozierte diese Augenbewegungen nun bewusst und stellte fest, dass sie dieses gerade entdeckte Phänomen beliebig oft wiederholen konnte.

In anschließenden Versuchsreihen stellte sie außerdem fest, dass sich dieses Phänomen auch auf beliebige andere Menschen übertragen ließ und diesen geholfen wurde, sich von belastenden Erinnerungen und Erlebnissen zu befreien. Hierzu erfand sie eine in mehrere Richtungen geführte Handbewegung, denen die Patienten mit ihren Augen folgen mussten. 1987 entwickelte Dr. Shapiro daraus eine Methode, die sie zunächst „EMD" (Eye Movement Desensitization) nannte und die dann nach Veränderungen und der Entwicklung eines theoretischen Wirkungsmodells seit 1990 EMDR heißt.

Im Jahre 1988 gründete Francine Shapiro das EMDR-Institut, das bis heute Forschungen auf diesem Gebiet durchführt und bereits unzählige Therapeuten in der Anwendung von EMDR ausgebildet hat. Die Wirksamkeit der Methode untermauerte Frau Shapiro in zahlreichen Studien. Eine erste Studie fand mit nur 22 Patienten im Jahre 1989 statt. Bei den männlichen Teilnehmern der Studie handelte es sich um Vietnam-Kriegsveteranen, die während ihrer Einsatzzeit als Soldaten schlimme traumatische Erfahrungen gemacht hatten, unter denen sie auch 1989 noch erheblich litten. Bei den weiblichen Teilnehmerinnen handelte es sich um Vergewaltigungsopfer.

Bei der praktischen Durchführung von EMDR begaben sich die Probanden in die Erinnerung des belastenden Ereignisses und schätzten ihre eigene Belastung dann subjektiv mit einem Zahlenwert von 0 bis 10 ein, wobei 10 für das allerschlimmste Gefühl stand und 0 bedeutete, dass die Erinnerung keine Gefühle mehr auslöste.

Die Studie wurde „doppelblind" ausgeführt, was bedeutete, dass es eine Kontrollgruppe gab, die keine echte EMDR-Behandlung bekam, sondern nur von ihrem Trauma erzählte. Vor der Aufnahme der fingergeführten Augenbewegungen betrug die durchschnittlich angegebene Belastungshöhe in der Behandlungsgruppe 7,45 und in der Kontrollgruppe 6,77 auf der angegebenen Skala, die bis 10 reichte. Frau Shapiro führte die einzelnen Teilnehmer im therapeutischen Gespräch in Erinnerungen an die belastende Situation und führte dann mehrere geführte Augenbewegungen durch. Der angegebene Belastungswert in der Behandlungsgruppe sank danach auf unglaubliche 0,13 Prozent.

In der Kontrollgruppe, in der die Teilnehmer zwar in die belastenden Erinnerungen geführt wurden, also über ihre Traumata berichteten, stieg der Belastungswert auf unglaubliche 8,31 an. Die Kontrollgruppe war in der Tat durch die Erinnerung retraumatisiert worden, wohingegen in der Behandlungsgruppe der niedrige Wert auch über einen Beobachtungszeitraum von drei Monaten nahezu bei 0 blieb.

Das bedeutet, in der Behandlung der Borderline-Störung ist eine fachgerechte und professionelle EMDR-Behandlung ein Mittel der ersten Wahl.

Das theoretische Konstrukt, wie die Behandlung wirkt, erklärt Frau Shapiro – vereinfacht wiedergegeben – wie folgt: Erinnerungen organisieren sich neurophysiologisch gesehen in unserem Gehirn in Netzwerken. Netzwerke, die ähnliche oder gleiche Erinnerungen gespeichert haben, sind untereinander jeweils durch verschiedene Informationskanäle, sogenannte assoziative Brücken in Verbindung. Im Falle eines Traumas würden diese Erinnerungen sozusagen „einfrieren" im sogenannten impliziten oder prozeduralen Gedächtnis. Damit seien diese Erinnerungen unter Umständen bewusst nicht mehr zugänglich. Sie träten aber zustandsabhängig als intrusive Gedanken oder Flashbacks in jenen Situationen wieder auf, welche den Betreffenden in irgendeiner Form an das belastende Ereignis erinnern würden – sogenannte Trigger.

EMDR ist eine Methode, die von Frau Shapiro zunächst zur Behandlung der posttraumatischen Belastungsstörung eingesetzt wurde. Inzwischen gibt es viele Wirksamkeitsstudien, die belegen, dass EMDR auch bei vielen anderen Störungen als hochwirksames Therapieverfahren eingesetzt werden kann.

Erfolge sind erreichbar bei Anpassungsstörungen, traumatischer Trauer nach Verlusterlebnissen, akuten Belastungsreaktionen direkt nach belastenden Erlebnissen. Deshalb ist EMDR *das* Verfahren zur Krisenintervention. Auch bei Verhaltensstörungen von Kindern, Jugendlichen und chronischen komplexen Traumafolgestörungen viele Jahre nach schweren Belastungen in der Kindheit. Dadurch prädestiniert sich die Methode auch für die Arbeit mit Borderline-Patienten.

Was genau bei der EMDR-Behandlung geschieht, ist ein kompliziertes neurophysiologisches Geschehen. Mehr darüber zu schreiben würde den Rahmen dieses Buches sprengen.

Anhand des Beispieles von Katja, die ich bereits an anderer Stelle im Buch beschrieben habe, wird deutlich, wie EMDR helfen kann.

Katjas am meisten Angst einflößende Erinnerung war das traurige Gefühl, als Kind mit verschränkten Armen auf der Fensterbank zu liegen und Ausschau nach der Mutter zu halten. Katja erfuhr als Kind starke Verlassenheitsängste. Die Mutter war oft weg, Katja alleine.

Diese Kindheitserinnerung erfährt Katja immer und immer wieder in sogenannten intrusiven Flashbacks, also willkürlich auftretenden bildhaften Erinnerungen an diese Situationen. Diese Flashbacks sorgen jedes Mal für ein diffuses Angstgefühl, für dissoziative Gefühle oder insgesamt Gefühle von Unsicherheit und damit für Gefühlsveränderungen, die wir in der Borderline-Störung immer und immer wieder finden.

Als ich Katja im therapeutischen Gespräch sich auf das Ereignis konzentrieren lasse, merke ich, wie traurig sie das macht. Ich frage sie hinterher, wie schlimm es sich anfühlt, und sie antwortet: „Schlimm."

Nachdem ich mit Katja nun mehrere Reihen von EMDR-Augenbewegungen durchführe, verändert sich das Empfinden an diese Situation. Die Situation wird zunächst nicht mehr im Gedächtnis wiedergefunden, taucht dann wieder auf, aber vollkommen emotionsfrei. Nach der Therapiesitzung ist Katja frei von negativen Erinnerungen an diese kindliche Verlassenheitssituation. In den Folgesitzungen stabilisiert sie sich von Mal zu Mal mehr. Die Beziehung zu ihrem Freund, die bislang von starken Verlassenheitsängsten und einem ständigen Auf und Ab geprägt war, wird zunehmend stabiler.

Mehrere Hypnosesitzungen folgen, in welchen ich Katja positive Suggestionen von Sicherheit gebe, die sich in ihrem Unterbewusstsein entfalten sollen. Thema der Suggestionen ist unter anderem, dass die Menschen in ihrem Umfeld immer da sind, stets an sie denken, ihr nicht weglaufen können usw.

Katja wird freier von diesen bisherigen emotionalen Ausbrüchen. Über einen Zeitraum von mehreren Wochen ist die Beziehung von Harmonie geprägt, frei von Verlassenheitsängsten. Katja schafft es, ihrem Freund auch ein klein wenig eigenes Leben zuzubilligen und sich auch dasselbe für sich zu nehmen. In diesem Zeitraum machte ich mit Katja eine hochfrequente kognitive Gesprächstherapie, unter der Katja sich weiter stabilisierte. Die gefühlsleeren Zustände verschwanden fast völlig und die Intensität aller anderer negativen Emotionen wurde deutlich geringer. Es kam zu keinerlei aggressivem Verhalten mehr. Drogen- und Alkoholmissbrauch kamen ebenfalls zum Stillstand.

Katja blieb über den Zeitraum der nachfolgenden etwa neunmonatigen Therapie – von minimalen Rückschlägen abgesehen – weitgehend stabil und erfuhr ein Vielfaches mehr an Lebensqualität. Als ich Katja aus der Therapie entließ, waren keine Anzeichen mehr zu sehen, die eine Diagnose einer Borderline-Persönlichkeitsstörung gerechtfertigt hätten.

Es lässt sich also in einer multimodalen Therapie mit EMDR und Hypnose eine dramatische Verbesserung einer Borderline-Störung erreichen.

Katjas Fall ist kein Einzelfall.

Leider lässt sich die Therapie der Borderline-Störung nicht immer so systematisch und mit einem solchen Erfolg durchführen. Vielfach haben die Betroffenen keine bewussten Erinnerungen an traumatische Erlebnisse und wenn, dann nur schleierhaft. Im Rahmen von Hypnosesitzungen lässt sich jedoch die frei flottierende Angst trotz allem sehr gut behandeln und dem Betroffenen Sicherheit geben.

Weil Borderline-Patienten oftmals schwer traumatisch geschädigt sind, sind sich viele Fachleute einig, dass die BPS zunehmend in speziellen Traumatherapien behandelt werden muss. Hier folgt man dem Prinzip des Eisberges (Herman 1992). Danach bildet die BPS-Symptomatik die sichtbare Oberfläche, wohingegen die ursächlichen Faktoren verborgen liegen.

Als Voraussetzung erachtet man natürlich auch hier, dass keine Retraumatisierungen erfolgen dürfen, die sich – am Modell des Eisberges betrachtet – durch die große verborgene Masse unter der BPS-Oberfläche ergeben können.

Das geschilderte therapeutische Vorgehen hat sich in der Praxis als sehr pragmatisch für eine erste Stabilisierung erwiesen. Viel zu oft werden Menschen mit einer Borderline-Störung in psychotherapeutischen Praxen betreut, die nicht auf mehrere therapeutische Verfahren zurückgreifen können. Um bei der Borderline-Störung Erfolge zu erzielen, müssen individuelle therapeutische Interventionen angewandt werden, die nicht nur dem Patienten ein subjektives Gefühl von Besserung geben. Es muss eine nachvollziehbare Stabilisierung durch diese Interventionen erfolgen.

Die klassische Borderline-Therapie schlechthin ist heute die DBT. Leider ein Therapieverfahren, welches eigentlich sinnvoll nur in höherfrequenten Therapiesitzungen, meist in Kliniken oder psychotherapeutischen Tageskliniken durchgeführt wird. Die Ärzte des Uniklinikums Freiburg haben eine 12-wöchige Behandlungsform in der Klinik etabliert, danach entlassen sie den Patienten und unterstützen ihn ambulant weiter. Mit dieser Therapie erreicht man etwa 50 Prozent der Menschen, was ein gutes Ergebnis ist.

Klares Fazit: Traumatherapie und eine sich anschließende DBT oder kognitive Therapie bieten eine maximale Chance auf eine Verbesserung mit kurativem Ansatz (kurativ = heilend).

Klinische stationäre Therapie

Im klinischen Therapiesetting, und hier in erster Linie in psychosomatischen Kliniken, Tageskliniken und sonstigen Einrichtungen, finden sich oft Patienten wieder, die bereits langjährige Therapieerfahrungen und Psychiatrieaufenthalte hinter sich haben.

Monja ist ein solcher Fall. Sie ist 21 und ihr ganzer Körper ist mit Cutting- und Branding-Narben übersät. Sie habe, so sagt sie, bereits mehrfache missglückte Selbstmordversuche hinter sich.

Ihre Therapieerfahrung beginnt im Alter von 17, nach dem ersten Selbstmordversuch und einem anschließenden Aufenthalt in der geschlossenen Psychiatrie. Monja ist desillusioniert:

> „Die Therapie war immer die gleiche Scheiße. Ein wenig Gruppengespräch, der Lebensmüll der anderen. Die bescheuerten Dominanzstrebungen in der Gruppe, die narzisstischen Selbstdarstellungen der anderen, deren traurige Erfahrungen. Etwas basteln und tanzen, das Übliche. Das habe ich bereits drei Mal hinter mir. Effekte keine. Ich flippe immer noch enorm aus, nehme oft doppelt so viele Beruhigungsmittel, wie ich darf, und spiele das Spiel mit, was die Therapeuten und Ärzte mit mir spielen. Sie wollen mir Struktur beibringen. Pünktlich zu den Gruppen- oder Einzelsitzungen zu kommen, mein Suchtverhalten einzustellen, einen stabilen Menschen aus mir machen ... Dass ich nicht lache! Bei diesen Therapien geht es doch nur um eines: die Sicherung des Chefarztsessels, das Abkassieren der Krankenkasse und das Verwalten der Patienten. Man hält uns in diesen Kliniken einfach so in der Schwebe, zwischen Leben und Tod. Die jämmerlichen Therapieversuche der Psychiater beschränken sich aufs Singen, Tanzen, Imaginationen und das Zusammenfassen und Werten eines vollkommen sinnlosen Gespräches. Ich bin eindeutig nicht mehr compliant für eine solche Therapie und für solche Therapeuten. Die sind noch narzisstischer als ich. Schweben mit ihren weißen Kitteln über den Flur und ich würde ihnen am liebsten in die Fresse hauen. Ihnen entgegenbrüllen, welch beschissenes selbstgefälliges Leben sie führen. Ich habe noch nie etwas Gutes in der Therapie erlebt. Das einzige Gute in den Augen der Allgemeinheit wird wohl sein, dass ich noch lebe. Das ist wohl der geschlossenen Psychiatrie zu verdanken. Ich habe mich nach drei

psychosomatischen Klinikaufenthalten nun definitiv dazu entschlossen, überhaupt keine Therapie mehr zu machen."

Aus dem Zorn Monjas klingen leider auch sehr viele häufig objektivierbare Anklagen durch. Obwohl viele der psychosomatischen Kliniken von den Mitteln und der Personalausstattung gut ausgestattet sind, findet in einigen meist keine hinreichende Therapie statt. Das Hauptaugenmerk liegt in Gruppentherapien, in welchen sich die Betroffenen scheinbar selbst therapieren sollen, indem sie sich gegenseitig anklagen, neu auftretende gruppendynamische Probleme lösen und sich sozialisieren sollen. Statt bestehende Probleme zu lösen, werden viele der Patienten mit neuen Problemen in den Gruppen konfrontiert.

Die Einzeltherapien sind oft ohne Interventionen, obwohl sich das klinische Setting doch aufgrund der Überwachungsmöglichkeiten hervorragend für hochfrequente Traumatherapien eignen würde. Monja:

> „Die Oberärztin kam meist zu spät zu den Einzelsitzungen und erklärte mir, dass sie nur 15 Minuten Zeit hätte für die Therapie …"

Es findet sich oft eine hochbrisante Mischung von Patientenschicksalen und Störungen auf den Stationen. Neben Borderlinern oft Menschen mit antisozialen Persönlichkeitsstörungen, Alkoholentwöhnungen, Essstörungen usw. Zur Ehrenrettung der Kliniken muss man jedoch sagen, dass die komorbiden Symptome der Borderline-Störung, wie z. B. Depressionen, Ängste oder Zwänge, adäquat behandelt werden. Schon dadurch lässt sich eine wesentlich stabilere Lebenssituation erreichen. Tanja berichtet:

> „Ich war mehrmals stationär. Manches hat geholfen, einiges war völlig daneben. In einer Klinik redete mir der Chefarzt ein, ich habe eine Psychose und sei gar keine Borderlinerin. Er verordnete mir ein starkes Neuroleptikum. Als ich das nicht einnehmen wollte, hat man die Therapie abgebrochen und mich nach Hause geschickt. Ich empfand das als Nötigung und Körperverletzung."

Sarah berichtet:

> „Ich fand, dass mir die DBT-Therapie geholfen hat, viele meiner Altlasten in mir selbst aufzuarbeiten. Allerdings muss ich auch sagen, dass ich in der Klinik starke Depressionen und Ängste bekommen habe. Als ich entlassen werden sollte, wollte ich dort nicht weg, wollte bleiben. Es war für mich so, als ob man mich ins Wasser schmeißen wollte, als ich weg sollte. Ich habe den Eindruck, dass man sehr schnell abhängig wird gegenüber der ständigen vermeintlichen Sicherheit durch die Therapeuten."

Die Liste positiver und negativer Erfahrungen ließe sich beliebig lange fortführen und die vorgenannten Meinungen werden niemals objektiv oder repräsentativ sein.

Im Rahmen der Buchrecherchen habe ich mit einigen Chefärztinnen und Chefärzten von einschlägigen Kliniken gesprochen. Statements über Heilungsraten oder Heilungschancen erhielt ich keine. Die Verantwortlichen der Kliniken sprachen von „besser stabilisiert", „im Einzelfall sogar wieder zum Arbeiten gebracht", „weniger Suchtverhalten" usw. Die in der einschlägigen Literatur angegebenen Heilungschancen von etwa 10 Prozent scheinen im klinischen Alltag ermittelt worden zu sein.

Selbstverständlich soll dies kein Verriss der entsprechenden Einrichtungen sein. Ich halte einen stationären Aufenthalt bei einem sehr instabilen oder dekompensierten Zustand für absolut notwendig. Jedoch sollten Betroffene sich im Anschluss daran einen entsprechend fähigen Traumatherapeuten suchen, um kausal an ihrem Problem zu arbeiten. Dieser Therapeut muss zumindest den Willen haben, an der Störung kurativ (heilend) wirken zu wollen. Hierzu bedarf es einer anfangs hochfrequenten Therapie über Monate, vielleicht Jahre.

Medikamentöse Therapie

Es gibt kein Medikament, kein Kraut, was gegen die Borderline-Störung ursächlich wirken könnte. Die Therapie der Borderline-Störung ist eine komplexe Psychotherapie, bei der Medikamente allenfalls unterstützend eingesetzt werden müssen. Im Vordergrund der medikamentösen Therapie stehen die Symptome der Begleiterkrankungen, die oft phasenweise wechseln.

Gegen Depressionen und Ängste werden oft Antidepressiva vom Typ selektiver Serotonin-Wiederaufnahmehemmer oder trizyklische Antidepressiva eingesetzt. Bei schwererer Symptomatik mit starken Zwangsimpulsen, Zwangsgedanken, parasuizidalen oder suizidalen Handlungen, psychotischem Erleben werden von den Ärzten auch sogenannte Neuroleptika verordnet.

Bei der Verordnung der Medikamente sollten mehrere Aspekte im Vordergrund stehen: Ist der Patient compliant (bereit mitzuarbeiten); steht eine Suizidgefahr im

Vordergrund? Kann eine gleichzeitig durchgeführte Psychotherapie trotz der Medikation erfolgreich sein? Wie ist die Implikation der Medikation in diesem gleichzeitig durchgeführten Therapieprozess?

Es stellen sich viele Fragen, die nur dann in den Hintergrund treten, wenn der Nutzen der Medikation eindeutig alle Nebenfolgen oder Nebenwirkungen übertrifft. Beispielsweise muss ein Patient, der gerade im Begriff ist, Suizid zu begehen, oder kürzlich zurückliegende Suizidversuche gemacht hat, in jedem Fall medikamentös stabilisierend behandelt werden. Hier ist der therapeutische Nutzen (das menschliche Leben als höchstes Gut) höher zu bewerten als jede Nebenwirkung. Wenn im Falle der wahllosen Verordnung eines Antidepressivums an einen 30-jährigen Mann, der weitgehend stabil im Leben aufgestellt ist, als häufige Nebenwirkung Impotenz zu verzeichnen ist, muss diese abgelehnt werden. Es ist die Angemessenheit, die strenge Indikationsstellung, die bei der Borderline-Störung im Vordergrund stehen sollte. Aufgrund der wechselhaften Symptomatik, Dekompensationssyndromen, Verbesserungen und Verschlechterungen, sollte der Behandler kurzfristige Überprüfungen seiner Medikation vornehmen. Viele Patienten berichten von positiven und negativen Wirkungen der verordneten Medikamente.

Zu viele Medikamente

Manche Psychiater übertreiben bei der Verordnung von Medikamenten bei Borderlinern absolut maßlos. Oft soll der Teufel mit dem Beelzebub ausgetrieben werden. Josephine erzählt:

„Nachdem ich beim Hausarzt erzählt hatte, dass ich diese Leeregefühle und auch depressiven Gedanken habe, eifersüchtig sei und ständig Angst vor dem Verlassenwerden habe, schickte dieser mich mit der Diagnose Borderline-Störung zu einer Psychiaterin. Die las den Kurzbefund, fragte nur, ob das denn alles so sei, wie es hier beschrieben sei. Ich sagte, prinzipiell ja, wollte weiter erzählen, doch sie hörte mir überhaupt nicht zu, sah ständig auf die Uhr und nestelte mit ihren Fingern am Kittel herum. Dann nahm sie einen Rezeptblock und verschrieb mir täglich 40 Milligramm Citalopram. Außerdem auch noch Insidon, was ebenfalls ein Antidepressivum ist und außerdem beruhigend wirkt. Nachdem ich dann beide Mittel eingenommen hatte und es mir am nächsten Tag todschlecht war, gab sie mir noch ein Mittel gegen Übelkeit und noch Schmerztabletten gegen die Kopfschmerzen, die ich von den Medikamenten bekam. Nachdem ich die Mittel zwei Wochen genommen hatte, war ich kein Mensch mehr. Ich war nur noch am Zittern, hatte starke Ängste bekommen. Ich hatte zwar jetzt keine Angst mehr vor dem Verlassenwerden, dafür aber Todesangst …"

Was Josephine erlebt, ist leider für den Umgang mit Borderline-Betroffenen üblich. Gerne werden stark wirkende Antidepressiva verschrieben, wie z. B. Trevilor.

Zu viele Nebenwirkungen

Ralph, 28 berichtet:

„Nachdem der Arzt mir Trevilor verschrieben hatte, bemerkte ich, dass ich nach wenigen Tagen starkes Zittern und eine ständige Übelkeit hatte. Nach drei Wochen war

> ich nicht mehr in der Lage, Sex mit meiner Freundin zu haben, ich litt unter Erektionsproblemen. Der Psychiater meinte nur, das kann auch von ihrer Psyche kommen, muss nicht vom Medikament kommen ..."

Mandy, 30, die sich einige Wochen in der Psychiatrie aufhielt und mit der Diagnose Borderline-Störung entlassen wurde, erhielt ebenfalls Trevilor, Seroquel, Tavor und Zopiclon. Sie erklärt mir im therapeutischen Gespräch, dass sie inzwischen starke Entzugserscheinungen habe, wenn sie ihre Medikamente nicht pünktlich einnehme.

Analysiert man nüchtern, was sie einnimmt, dann kommt man auf:

- Einen selektiven Serotonin-Wiederaufnahmehemmer.
- Ein Neuroleptikum.
- Ein Benzodiazepin.
- Ein Hypnotikum/Sedativum.

Wohlgemerkt, Mandy ist nicht schizophren, will sich auch nicht umbringen, sie hört auch keine Stimmen, außer denen im Radio, und sie wird definitiv von mindestens zwei dieser Medikamente abhängig werden.

Ich kann mir als Autor nicht verkneifen, dem verordnenden Arzt zu unterstellen, dass er nicht lege artis gearbeitet hat, das heißt, nicht nach den Regeln der Kunst. Mandy benötigt eine stark strukturierte und hochfrequente ambulante Psychotherapie und möglicherweise ein einziges Antidepressivum vom Typ selektiver Serotonin-Wiederaufnahmehemmer.

Trotz aller Informationsmöglichkeiten sind Betroffene dem behandelnden Arzt immer dann unterlegen, wenn er ihnen bei der Verweigerung der überflüssigen und meist für die Störung unwirksamen Medikamente unterstellt, sie seien non-compliant, würden also nicht mitarbeiten.

Stattdessen behandelt man Borderliner oft gar mit Lithiumsalzen, die normalerweise speziell zur Behandlung der manisch-depressiven Erkrankung eingesetzt werden, um der depressiven Phase vorzubeugen. Auch Neuroleptika, die zur Behandlung der Psychosen, wie z. B. einer akuten Schizophrenie verwendet werden sollen und immens viele Nebenwirkungen haben, gehören in Borderliner einfach nicht hinein.

Dekompensation vermeiden

Eine symptomatische medikamentöse Therapie ist dann angezeigt, wenn es zu Dekompensationen kommt, wenn der Betreffende suizidal oder parasuizidal (selbstverletzend) ist, wenn die Depressionen ein Ausmaß annehmen, welches ein normales funktionierendes Leben ausschließt, wenn Agitiertheit so stark ist, dass der Betreffende zu keiner normalen strukturierten Handlung mehr fähig ist.

Auch beim ersten stabilisierenden Einsatz der nachfolgend betrachteten Medikamente ist selbstverständlich eine engmaschige Psychotherapie notwendig. Viele der Dekompensationssituationen lassen sich bereits mit therapeutischen Interventionen auffangen. Im Vordergrund aller Handlungen stehen jedoch der Patient und dessen Wohl. Experimente sind hier nicht angebracht. Nur die Vermutung einer suizidalen Handlung, ein hinreichender Verdacht darauf, rechtfertigen ein massives therapeutisches Vorgehen, auch medikamentös. In diesen Fällen treten Nebenwirkungen der Medikamente zunächst an zweite Stelle.

Da bei einigen der geschilderten komorbiden Erkrankungen und Symptomen wie Depressionen und Angstgefühlen der Serotonin- und der Noradrenalin-Stoffwechsel eine große Rolle spielen, werden hier immer wieder Antidepressiva vom Typ SSRI, der selektiven Serotonin-Wiederaufnahmehemmer, eingesetzt. Diese Mittel wirken nach und nach, jedoch darf der Betroffene hiervon keine Wunder erwarten. Bei vielen Betroffenen überwiegen auch die Nebenwirkungen, sodass bei ihnen keine Bereitschaft besteht, derartige Mittel langfristig einzunehmen. In keiner randomisierten kontrollierten Studie konnte eine kausale oder kurative Wirksamkeit von Serotonin-Wiederaufnahmehemmern bei BPS-Patienten nachgewiesen werden. Fest steht: Die Medikamente zeigen positive Wirkungen insbesondere gegen depressive Symptome, darüber hinaus auch gegen Angstgefühle, Selbstverletzungsdrang und aggressive Impulse.

Leider sieht die Wirklichkeit mit Schattenseiten oft anders aus: Eine sehr häufige Nebenwirkung fast aller Antidepressiva ist Impotenz beim Mann und der Verlust der Libido und Orgasmusfähigkeit bei Frauen. Aus diesem Grund wird ein ehrlicher Arzt, der die möglichen Nebenwirkungen nennt, kaum Bereitschaft zur Einnahme der Tabletten beim Patienten erwarten können. Karin:

> „Ich erhielt nach Stellung der Diagnose BPS sofort vom Psychiater 40 Milligramm Citalopram verschrieben. Ich war plötzlich kein Mensch mehr. Ich zitterte, konnte nicht mehr schlafen, musste erbrechen und bekam starke Kopfschmerzen, sodass ich das Medikament sofort absetzen musste. Dann stellte der Psychiater die Medikation um auf eine Megadosis Sertralin, sodass ich ebenso wieder am Rad drehte. Ich begann mir die Haare auszureißen und hatte Herzrasen und eine furchtbare innere Unruhe, die sich zu Panik steigerte. Auch dieses Medikament musste ich absetzen."

Was Karin erlebt, ist kein Einzelfall. Auch Marcel schildert mir, dass er von seinem Psychiater Mirtazapin in einer solch hohen Erstdosis bekam, dass er plötzlich Selbstmordfantasien entwickelte und autoaggressiv wurde.

Übertherapie vermeiden

Von Psychiatern werden im Rahmen der Borderline-Therapie oft auch hochpotente und niederpotente Neuroleptika eingesetzt. Die Wirkungsweise der Neuroleptika ist primär in der Beeinflussung verschiedener Transmittersubstanzen im Gehirn zu sehen. Neuroleptika wirken antipsychotisch und sedierend. Sie vermindern Angst, Aggression usw.

Neuroleptika verursachen nicht selten sehr gefährliche extrapyramidal-motorische Nebenwirkungen. Zu den hoch potenten Neuroleptika gehört z. B. das Medikament:

- Haloperidol

Und zu den niederpotenten Neuroleptika gehört das Medikament:

- Thioridazin (Melleril)

Des Weiteren sind gebräuchlich:

- Clozapin
- Risperidon

Bei zahlreichen Neuroleptika kann es zu sogenannten Spätdyskinesien kommen, unkontrollierten Bewegungen, Zuckungen und Krämpfen. In der Behandlung von Borderline-Störungen erweisen sich nahezu alle derzeit von Ärzten eingesetzten Medikamente als weitgehend unbefriedigend. Es ist lediglich eine kurzzeitige Symptomverflachung von Ängsten und depressiven Gefühlen zu erreichen, solange das Medikament eingenommen wird. Eine kausale oder kurative Besserung der Grunderkrankung ist dadurch nicht zu erwarten.

Nur der Vollständigkeit halber erwähne ich die mageren Erkenntnisse, die zum Einsatz von Neuroleptika bei der BPS bestehen. Das atypische Neuroleptikum Olanzapin zeigte gute Effekte hinsichtlich Affektregulation, Depressivität, Impulsivität und Ängstlichkeit. Aripiprazol und Quetiapin sind Alternativen. Offene Studien mit Borderlinern im klinischen Rahmen zeigten leicht positive Effekte für Risperidon und Clozapin.

Ich möchte nochmals darauf hinweisen, dass aus dieser Beschreibung, die keinen Anspruch auf Vollständigkeit erheben kann, keinerlei Empfehlung für oder gegen ein solches Medikament abgeleitet werden darf. Suchen Sie sich einen Arzt, der sich mit der Wirkungsweise z. B. von Antidepressiva auskennt, falls Sie glauben, medikamentöse Unterstützung zu brauchen.

Benzodiazepine nur im Notfall

Eine weitere häufig verordnete Gruppe von Medikamenten sind Benzodiazepine. Dazu gehören Wirkstoffe wie Bromazepam, Brotizolam, Diazepam, Flunitrazepam, Lormetazepam, Lorazepam, Nitrazepam, Oxazepam, Temazepam, Tetrazepam und Triazolam und andere.

Benzodiazepine sind die am meisten verordneten Entspannungs-, Schlaf- und Beruhigungsmittel. Die Hersteller warnen selbst in den Packungsbeilagen vor der Gefahr der Abhängigkeit und vor langfristiger Einnahme. Einer der Wirkstoffe in dieser Gruppe ist Bromazepam. Wie wenig empfehlenswert dieser Stoff bei der Therapie der Borderline-Störung ist, beweist der Originalhinweis zu Nebenwirkungen aus einer Packungsbeilage:

> „Es treten teilweise paradoxe Reaktionen wie Erregung, Angst, Aggressivität, Ein- und Durchschlafstörungen und Halluzinationen auf. Diese paradoxen Reaktionen erfordern ein Absetzen von Bromazepam …".

Mittel, die diesen Wirkstoff enthalten, sind unter anderem:

- Lexotanil, Normoc, Lexostad, Gytil, Durazanil

Der berühmteste Vertreter dieser Gruppe ist das Diazepam, bekannt unter dem Handelsnamen Valium. Es ist sicherlich ein wirksames Notfallmedikament und sollte in keiner Tasche eines Notarztes fehlen. Es ist jedoch als Langzeit-Medikation gänzlich ungeeignet. Aus der Packungsbeilage eines diazepamhaltigen Medikamentes geht hervor:

> „Das Medikament darf nur ausschleichend abgesetzt werden, niemals plötzlich, da es sonst zu starken Entzugserscheinungen wie Schwächeanfälle, Schwindel, Wahrnehmungsstörungen, Angst, Schlaflosigkeit, Unruhe, Zittern und Krämpfen kommen kann."

Wie gesagt, Diazepam ist in der Akutmedizin und in Krankenhäusern ein notwendiges Medikament. Borderliner aber ambulant mit Diazepam nach Hause zu schicken ist fahrlässig, da hierbei noch das selbstverletzende, parasuizidale Verhalten von Borderlinern bedacht werden muss. Eine Handvoll Benzodiazepine in der Hand eines potenziell suizidalen Menschen – kaum vorstellbar!

Ein Präparat aus der Benzodiazepin-Gruppe ist unter Kriminalbeamten bestens bekannt. Es ist das Medikament „Rohypnol", ein Hypnotikum mit dem Wirkstoff Flunitrazepam. Es sorgt nach der Einnahme für eine retrograde Amnesie. Es wird von Verbrechern und Vergewaltigern hin und wieder eingesetzt, um ihre Opfer so zu betäuben, dass sie sich nach der Straftat nicht mehr an den unmittelbar vor der Betäubung liegenden Zeitraum erinnern können. In manchen Ländern wie z. B. den USA ist Flunitrazepam als illegale Droge gar verboten.

Antidepressiva am ehesten empfehlenswert

Von den trizyklischen Antidepressiva haben die Wirkstoffe Amitriptylin und Doxepin den stärksten beruhigenden Effekt, weshalb sie häufig zur Behandlung von Ängsten, Erregtheit und Unruhe verordnet werden. Sie hemmen die Wiederaufnahme von Noradrenalin und führen durch eine Noradrenalinerhöhung an den Kontaktstellen zwischen zwei Nervenenden (Synapsen) zu einer Verbesserung der Stimmung. Handelsnamen für Medikamente sind hier:

- Clomipramin (Anafranil), Trimipramin (Stangyl), Amitryptilin (Saroten), Doxepin (Aponal)

Der zweifelhafte Vorteil, dass trizyklische Antidepressiva nicht süchtig machen, zu Abhängigkeit führen, wird durch andere ernste Nebenwirkungen erkauft. Hierzu zählen auch schwere Leber- und Nierenfunktionsstörungen.

Außer den trizyklischen Antidepressiva gibt es ähnlich wirkende tetrazyklische Antidepressiva.

Eingesetzt werden auch Medikamente aus der Gruppe der sogenannten Mao-Hemmer. Die Mao-Hemmer steigern die Menge an Noradrenalin, Dopamin und Serotonin. Es kommt zur Antriebssteigerung bei ängstlichen und gehemmten Patienten. Mao-Hemmer sedieren nicht. Erfolgsnachweise bei der Behandlung von Borderlinern liegen nicht vor. Ein bekannter Mao-Hemmer ist z. B. Aurorix. An Nebenwirkungen werden erwähnt:

> „... Schlafstörungen, Kopfschmerzen, Übelkeit, Schwindel, Nervosität, innere Unruhe, Herzrasen, Mundtrockenheit, allergische Hautreaktionen, Ängste, Erregungszustände, Durchfall, Verstopfung."

Die Gruppe der für Borderline-Betroffene am ehesten empfehlenswerten Medikamente sind selektive Serotonin-Wiederaufnahmehemmer (SSRI). Dabei handelt es sich um die nichttrizyklischen Antidepressiva, die die Wiederaufnahme von Serotonin im synaptischen Spalt hemmen. Hier sind exemplarisch zu nennen die psychomotorisch aktivierenden Substanzen Fluoxetin, Fluvoxamin, Paroxetin sowie das psychomotorisch dämpfende Trazodon. Sie bewirken eine Vermehrung von Serotonin im Spalt zwischen zwei Nervenzellen. Sie werden zur Behandlung von Depressionen weltweit eingesetzt. Im Handel sind sie in verschiedenen Wirkstoffgruppen und unter verschiedenen Handelsnamen:

- Sertralin (Handelsname z. B. Gladem, Zoloft)
- Fluvoxamin (Handelsname z. B. Fevarin)
- Paroxetin (Handelsname z. B. Seroxat)
- Citalopram (Handelsname z. B. Cipramil)
- Fluoxetin (Handelsname z. B. Prozac, Fluctin)

Die häufigsten geschilderten Nebenwirkungen sind Kopfschmerzen und Magen-Darm-Probleme. Selektive Serotonin-Wiederaufnahmehemmer verursachen außerdem Einschlafstörungen, Unruhe und Angst sowie Gewichtsabnahme und sexuelle Störungen. Insbesondere Erektionsstörungen, eine Verzögerung der Ejakulation sowie eine verminderte Libido und möglicherweise Anorgasmie bei Frauen werden von Patienten geschildert. Neuere Studien berichten von einer erhöhten Blutungsgefahr im Magen-Darm-Trakt.

Trotzdem scheint sich in der medikamentösen Behandlung der komorbiden Erkrankungen von Borderlinern der Einsatz von Antidepressiva aus der SSRI-Gruppe durchzusetzen, weil sie im Vergleich mit anderen Wirkstoffgruppen weniger wirklich gefährliche Nebenwirkungen haben.

Weitere Medikamentengruppen sind: Serotonin-Noradrenalin-Wiederaufnahmehemmer (SNRI), Serotonin-Verstärker, Serotonin-Modulatoren und sonstige Antidepressiva. Eine auf Vollständigkeit gerichtete Beschreibung dieser Substanzen würde den Rahmen dieses Buches sprengen. Zu den bekannten Mitteln aus der SNRI-Gruppe gehört das Mittel Venlafaxin, das unter dem Namen Trevilor auf dem Markt ist. Nebenwirkungen sind Zittern, Unruhe, Schwitzen, Herzklopfen, sexuelle Funktionsstörungen. Trevilor wird Borderlinern häufig verschrieben.

Ein ebenso häufig in der Borderline-Therapie eingesetztes Medikament ist das Präparat „Mirtazapin". Es gehört zur Gruppe der Alpha-2-Antagonisten (NASSA). Medikamente dieser Art blockieren Noradrenalin-Rezeptoren an den Nervenzellen und bewirken eine Steigerung dieses Botenstoffes. Sie werden bei Depressionen eingesetzt, die von Unruhe und oder Schlafstörungen geprägt sind. Zu den Nebenwirkungen gehören vor allem Müdigkeit, Heißhungerattacken und damit verbundene teils starke Gewichtszunahme. Sie haben eine sedierende (beruhigende) Wirkung, die zu Anfang der Behandlung auch stabilisierend wirken kann.

Eine große Gefahr bei Wirkstoffen aus dieser Gruppe besteht im Risiko gravierender Blutbildveränderungen. Der Verordner muss hier eine engmaschige Kontrolle des Blutbildes veranlassen und bei Veränderungen die Therapie abbrechen. Bekannte Wirkstoffe aus dieser Gruppe sind Mirtazapin (Remergil) und Mianserin.

Johanniskraut als Antidepressivum

Eine ähnliche Wirkungsweise wie Medikamente aus der Gruppe der SSRI haben hoch dosierte Johanniskrautextrakte. Sie hemmen bei einer entsprechend hohen Dosierung ebenfalls die Wiederaufnahme von Dopamin, Serotonin und Noradrenalin. Die Dosierungsempfehlungen der Medikamentenhersteller sind in Bezug auf Johanniskrautextrakte zu niedrig. Da man es - mit wenigen Ausnahmen - mit frei verkäuflichen Mitteln zu tun hat, schützen sich Pharmahersteller damit vor möglichen Regressfolgen.

Ein bewährtes Präparat ist unter dem Handelsnamen Laif 900 erhältlich. Aus meiner eigenen Praxiserfahrung in Gemeinschaft mit einem praktischen Arzt sowie den zahlreichen Rückmeldungen von Patienten, die Laif 900 eingenommen haben, kann ich sagen, dass die Wirkung bei regelmäßiger Einnahme der eines Wirkstoffes aus der SSRI-Gruppe durchaus ebenbürtig ist. Was mögliche Nebenwirkungen betrifft, sind diese im Bereich einer einfachen bis zweifachen Überdosierung des Wirkstoffs relativ gering. Es kommt gelegentlich zu Lichtempfindlichkeit und zu mehr oder weniger stark juckenden Hauterscheinungen. Patienten berichten sowohl vom Verschwinden des Juckreizes nach einigen Tagen als auch davon, dass sie das Präparat deswegen absetzen mussten.

Der Wirkstoff Hypericin im Johanniskraut wirkt vollkommen natürlich ohne Veränderung der Psyche. Es kommt ganz einfach zu einer Stimmungsanhebung. Falls Sie Johanniskrautpräparate vertragen, probieren Sie es aus und steigern Sie den Wirkstoff nach und nach bis zur maximal zulässigen Dosierung gemäß Packungsbeilage. Die Wirkung von Hypericin-Wirkstoffen setzt erst allmählich ein. Bitte haben Sie Geduld. Das Medikament wirkt bei mittelgradigen Depressionen, ist dafür inzwischen sogar in Deutschland kassenzugelassen. Sprechen Sie Ihren Arzt darauf an, auch wenn er

Sie deshalb ungläubig anschauen wird. Verschiedene Studien haben nachgewiesen, dass Hypericin ebenfalls eine Serotonin-Wiederaufnahmehemmung bewirkt. Als Langzeitmedikation ist Johanniskraut durchaus geeignet.

Partnerschaft und Alltagsleben

Co-Borderliner

Jacqueline ist die Freundin eines Borderliners. Sie kennt die wechselnden Gefühlszustände von Peter nur zu genau. „Nichts, aber auch nichts ist berechenbar an ihm", sagt sie kopfschüttelnd. Sie hat sich in Therapie begeben, um irgendetwas zu verändern. Auch Jacqueline zeigt nach langjähriger Beziehung zu Peter inzwischen Borderline-Symptome. Das ist ein Phänomen, welches in einigen langjährigen Borderline-Beziehungen aufzutreten scheint. Die bislang unbelasteten Beziehungspartner von Borderlinern werden durch die Hölle der Beziehung selbst häufig zu emotional instabilen Menschen mit Pseudozeichen einer BPS. Jacqueline:

> „Ich habe irgendwann auch angefangen, Tassen durch die Gegend zu schmeißen und jähzornig zu werden. Habe mich dabei oft nicht wiedererkannt. Nach dem langen Leiden mit Peter habe ich scheinbar dessen Verhaltensweisen kopiert. Oft habe ich mich dabei ertappt, dass ich ähnlich schnell wie er auf hundert war, wenn mir etwas nicht gepasst hat. Ich verstehe das nicht, denn ich war früher nicht so …"

Was Jacqueline berichtet, ist nicht so selten. Insbesondere Expartner von Borderlinern, die tatsächlich den Absprung aus der destruktiven Beziehung geschafft haben, übernehmen quasi einige der Verhaltensweisen ihres früheren Partners - sei es durch soziales Lernen, Anpassungsmechanismen oder Verzweiflung.

Neben diesem selteneren Phänomen existieren bei der sogenannten Co-Abhängigkeit auch noch andere Zeichen. Hierbei geben Partner von Borderlinern sich nahezu gänzlich auf, um dem Borderliner zu helfen. Das zeichnet sich insbesondere dadurch aus:

- Bereitschaft, sich selbst aufzugeben.
- Übertriebene Nachgiebigkeit.
- Unfähigkeit, seine eigenen Bedürfnisse zu erkennen.
- Keine klaren Grenzen dem anderen und dessen Bedürfnissen gegenüber.
- Das Risiko, sich nur noch mit dem Partner und dessen Bedürfnissen zu befassen.
- Unfähigkeit, eigene verletzte Gefühle zu erkennen.
- Es findet sich die Entschlossenheit, sich weiter zu bemühen, koste es, was es wolle.

Franziska, 26 Jahre alt, berichtet:

> „Scheinbar ist es normal, dass man als Partner Borderline-Züge annimmt. Ich hab das selbst bei mir schon bemerkt, dass ich mich als Co-Borderlinerin verändert hatte und vieles von meinem Freund ‚angenommen' habe. Ich hatte

auch plötzlich das Gefühl, keine ‚Grenzen' mehr zu kennen, lebte isolierter ohne Freunde, legte nicht mehr so viel Wert auf Ordnung, fühlte mich oft völlig außer Balance.

Was ich selbst bemerkt habe, ist, dass ich im Laufe der Beziehung zu meinem Partner mein eigenes Leben regelrecht aufgegeben habe. Irgendwann fühlte auch ich mich regelrecht als ‚leer' und fand keinen rechten Zugang mehr zu meiner Persönlichkeit. Irgendwie habe ich ganz viel von meinem Partner übernommen, fühlte mich fast schon selbst wie ein Borderliner - ohne aber wirklich einer zu sein. Vielleicht ist es ja eine Art unbewusste Handlung, um den Partner besser zu verstehen, nachfühlen zu können, wie er ist.

Jetzt, nach der Trennung von meinem Freund, habe ich mich wieder gewissermaßen rückverwandelt und habe wieder ein eigenes Empfinden. Kann wieder meine eigene Persönlichkeit ganz deutlich spüren. Ich nehme wieder meine früheren Gewohnheiten auf und lerne Dinge zu tun, bei denen ich mich als eigenständigen Menschen erlebe.

Ich hatte auch schon das Gefühl, dass Borderline irgendwie ‚ansteckend' ist, weil ich diese komischen Veränderungen bei mir selbst wahrgenommen habe und mich selbst immer mehr von mir entfernt habe".

Was Franziska berichtet, berichten mir in der Tat einige Partner von Borderlinern in der Therapie. Es kommt hin und wieder vor, dass nach einer gewissen Therapiezeit sogar die Grenzen verschwimmen und der Therapeut sich nicht mehr so ganz sicher ist, wer hier der Borderliner ist.

Am Beispiel eines jungen Paares - Kevin und Milena - ist dies deutlich zu erklären:

Milena sucht Hilfe in der Therapie, weil ihr Freund zum siebten Mal mit ihr Schluss gemacht hat, nachdem sie wieder ausgeflippt sei. Sehr schnell wird aus Milenas Schilderungen klar, dass sie höchstwahrscheinlich eine Borderlinerin ist. Sie schildert genügend Einzelsymptome - gleichzeitig erlebt -, die eine Diagnosestellung rechtfertigen. Milena erhält sodann in meiner Praxis eine multimodale Therapie, unter der sie sehr schnell wesentlich stabiler wird. Gleichzeitig verändern sich die Interaktionen in ihrer Beziehung, die sie wieder mit dem Freund aufgenommen hatte. Plötzlich beginnt der Freund mit ähnlichen Verhaltensweisen. Ist gekränkt, rutscht von einem Stimmungstief ins andere, wird impulsiv, lässt Milena auf einer Urlaubsfahrt irgendwo stehen und haut mit dem Auto ab. Milena schildert einige neu entdeckte Verhaltensweisen an ihrem Freund, die ihr noch nie aufgefallen waren.

Auch diese bizarren Verhaltensweisen lassen sich im Bereich „Co-Abhängigkeiten" erklären.

Wie kommt es nun dazu, dass Nicht-Borderliner zu scheinbaren Pseudo-Borderlinern werden?

Franziska schildert eindrucksvoll, was sie an sich erlebt hatte:

> „Unsere Beziehung war eine ständige Berg- und Talfahrt. Mein Freund hat mich entweder total vergöttert oder völlig entwertet und runtergemacht. Ich war entweder die beste Frau der Welt oder das größte Arschloch auf der Erde. Dazwischen gab es nichts. Er hat so oft die Kontrolle über sich verloren mir böse Worte an den Kopf

geschmissen und hin und wieder auch Kaffeetassen oder Schuhe nach mir geworfen. Ich konnte das irgendwann nicht mehr aushalten. Auch seine grenzwertig paranoiden Vorstellungen waren schrecklich. Er sah mich überall fremdgehen. Ich traute mich kaum noch auf die Arbeit, denn angeblich hatte ich mit fast jedem Mann dort ein Verhältnis. Je mehr ich mich verteidigt oder gerechtfertigt habe, desto mehr hat er darauf beharrt, ich würde fremdgehen.

Das ist dann irgendwann so eskaliert, dass ich mir nicht mehr zu helfen wusste und selbst aggressiv geworden bin. Ich habe ihn angebrüllt, ihm einen Schuh auf den Kopf geschlagen, den er kurz zuvor nach mir geworfen hatte. Dann bin ich laut schreiend und Türen schlagend aus dem Haus. Dabei zerbrach eine Scheibe in der Tür …"

Franziska führt weiter aus, dass sie anfangs immer versucht habe, ihren Partner glücklich zu machen, alles für ihn zu tun.

„Ich habe mich kaum noch um mich selbst gekümmert, war nur noch für seine Bedürfnisse da. Ich habe ihm auch nie Grenzen gesetzt, habe alles hingenommen."

Ein Beispiel für die Anpassung der Handlungsweisen in Borderline-Beziehungen ist das Beispiel von Gerti und Franz, die beide Ende 20 sind und gerade geheiratet haben. Franz hat bereits seit seiner frühesten Jugend Borderline-Verhalten an den Tag gelegt. Wenn er wegen Nichtigkeiten mit Gerti gestritten hat, dann war in seinen Augen immer sie schuld.

Das junge Ehepaar beginnt eine Paartherapie bei mir. Bereits nach kurzer Zeit ist mir klar, dass Franz typisches Borderline-Verhalten zeigt. Öfter flippe er auch einmal aus und werfe

Tassen gegen die Wand. Als die beiden auf einer Urlaubsreise im Auto auf der Autobahn streiten und Franz seine Frau beschimpft, öffnet sie das Autofenster und wirft den Ehering hinaus. Franz ist fassungslos über so ein Verhalten, ohne aber zu bedenken, dass er es ist, der sich bislang so verhielt. Die beiden schildern, dass Gerti im Laufe der Zeit auch immer impulsiver geworden sei und scheinbar Franz' Verhalten spiegele oder nachahme. Franz lehnt natürlich diese teilweise aggressive Art an seiner Freundin total ab, weil es ihn ja an sich selbst schon stört.

Die schwierige Regulation von Nähe und Distanz ist ein Kernproblem in Borderline-Beziehungen. Mal wünscht der Borderliner sich die totale Verschmelzung, ein anderes Mal hat er Angst davor, „aufgefressen" zu werden. Damit kommen Beziehungspartner von Borderlinern am schlechtesten klar, da die Grenzen für Nähe und Distanz von Tag zu Tag, Stunde zu Stunde scheinbar neu festgelegt werden und beliebig verschiebbar sind.

Nähe-Distanz-Problem

Petra erklärt mir im Gespräch:

> „Wenn ich meinen Partner manchmal in den Arm nehme, merke ich so richtig, wie er sich jeden Weg für eine Flucht offenhält. Manchmal klagt er an, ich würde mich nicht genug um ihn kümmern; ein anderes Mal wehrt er mich mit Gesten oder Worten einfach ab. Wenn ich nur das Geringste dazu sage, schreit er mich an, dass ich ihm die Luft zum Atmen nähme, ihn ersticke. Lasse ich ihn dann

> einmal zwei Stunden in Ruhe, halte mich zurück, dann beklagt er sich über mein angeblich merkwürdiges Verhalten. Das Schlimme daran ist, ich kann nie voraussehen, wann er Nähe oder Distanz will."

Borderliner benötigen aufgrund ihres schwach entwickelten Identität-Feedbacks und der inneren Leere die Nähe anderer intimer Beziehungen, um sich selbst zu spüren, quasi sich selbst im Spiegelbild oder als Echo wahrzunehmen. Andererseits ist diese Nähe das größte Problem für Borderliner. Im Laufe der Kindheit haben sie diese Nähe oftmals als Einengung, Missbrauch, Gewalthandlung oder Unterdrückung erlebt. Der Punkt, an welchem Borderlinern der Partner zu nah kommt, ist völlig unberechenbar, teils sehr schnell erreicht. Unter Stress kann der Borderliner sich aus der vermeintlichen Umklammerung schnell durch einen verbalen oder auch tätlichen Akt befreien. Obwohl das Alleinsein ja das scheinbar größte thematisierte Problem des Borderliners ist, können Befreiungsversuche dieser Art auch dazu führen, dass der Betroffene untertaucht, einfach verreist, sich eine Zeit lang bei dem/der anderen nicht mehr meldet. Der verbliebene Partner/ die Partnerin setzen den Flüchtenden nicht selten unter Druck, um ihm Erklärungen abzuverlangen. Diese kann der Borderliner nicht geben, denn er versteht sich ja selbst nicht. Es kann in diesen Situationen schnell zu selbstverletzendem Verhalten und Autoaggression kommen.

Petra erzählt:

> „Es ist so schwierig zu verstehen, dass jeder Tag mit ihm vollkommen anders sein kann. An manchen Tagen ist er ein absolut zuvorkommender und höflicher Partner, bringt mir Rosen, erzählt, ich sei seine große Liebe, seien absolute

> Traumfrau. Das kann sich ein, zwei Tage später ins absolute Gegenteil ändern. Er beschimpft mich dann aus heiterem Himmel für die geringste Kleinigkeit. Ich würde ihm sein Leben versauen. Dabei ist es sein größter Wunschtraum, eine ruhige und tiefe Liebesbeziehung zu führen, die nicht von Oberflächlichkeiten dominiert ist.
>
> Wir haben in den letzten drei Jahren ungefähr hundert Mal Schluss miteinander gemacht. Meist habe ich dann so ein schäbiges Gefühl von Schuld, dass ich ihn wieder angerufen habe, um mich bei ihm zu entschuldigen. Dann war wieder alles gut und wir waren wieder zusammen bis zum nächsten Streit."

Petra beschreibt in ihren Schilderungen all die ambivalenten Nähe-Distanz-Muster eines Borderliners. Dies sind Muster, die nahezu alle Betroffenen und deren Partner und Partnerinnen erleben.

Liebe und Verlieben

Borderliner tendieren dazu, sich rasend schnell zu verlieben. Genauso schnell und rasant, wie sie sich verlieben, kann die Liebe auch wieder ausbrennen. Sie nehmen sich nicht die Zeit, die Werte und Charaktereigenschaften ihres „geliebten" Partners zu entdecken. Sie öffnen sich der anderen Person gegenüber oftmals sofort und ganz. Nicht selten haben Borderliner beim ersten Date Sex mit ihren neuen Bekanntschaften. Sehr häufig lebt der Borderliner in den ersten Wochen der Beziehung seinen überschwänglichen Wunsch nach Verschmelzung aus. Das bedeutet die totale Liebeserklärung, Heiratsanträge und ein vorschnelles Zusammenziehen. Viele Borderliner tendieren dazu, sich Partner zu suchen, die von ihnen dominiert werden können. Bei einem solchen Partner schafft der Borderliner es ohne Weiteres, binnen weniger Monate verheiratet zu sein.

Die 34-jährige Dalia erzählt, was sie mit einem Borderliner erlebte:

> „Wir lernten uns beim Tanzen kennen. Er war cool, traute sich auf die leere Tanzfläche zu mir. Ich konnte nicht widerstehen. Er erzählte mir später bei einem Drink, dass er selbstständig als Unternehmensberater sei. Noch in derselben Nacht küssten wir uns, trennten uns zwar gegen Morgen, aber landeten am darauf folgenden Sonntagabend in seinem Bett. Der Sex war toll. Wir verschmolzen. Es war wie im Märchen. Ich dachte ständig, dass es nicht wahr sein könne. Er war so lieb, so höflich, so aufmerksam. Ein Gentleman, aber ein cooler Gentleman. Keine Spur von Langeweile.
>
> Einige Tage vergingen, in denen wir uns jeden Tag sahen. Er schwor mir ewige Liebe und dass er immer schon so eine Frau wie mich gesucht habe. Er sagte, wir gehören zusammen, für immer. Nach 14 Tagen bat er mich, doch ganz einfach ein paar Kleider mitzubringen und in seiner Wohnung bei ihm zu leben. Ich sehnte mich auch nach ihm, fühlte mich immer einsam, wenn ich abends in meinem Appartement alleine war. Ich zog nach und nach bei ihm ein, schaffte immer mehr meiner Klamotten in seine Wohnung.
>
> Irgendwie veränderte sich unser Verhältnis dann. Es wurde Alltag daraus, er kühlte ab. Er meckerte plötzlich wegen Kleinigkeiten an mir herum, nörgelte oft, wenn ich

nicht perfekt war. Er erwartete von mir eine Miss Perfekt, die ich unmöglich war. Als ich dann einmal mit meiner Freundin ausgehen wollte, reagierte er total eifersüchtig und machte einen Riesenaufstand. Ich erzählte ihm dienstags, dass ich freitags mit meiner Freundin ausgehen wollte, nur zum Essen und etwas trinken. Er versuchte mir die ganze Woche ein schlechtes Gewissen zu machen. Ich fühlte mich nach zwei Tagen so mies, dass ich meiner Freundin absagte. Nachdem die sich dann einmischte, machte er mir erst recht Vorwürfe. Sie sei eh eine Schlampe und ein schlechter Umgang für mich.

Er beäugte mich fortan immer und verhinderte krampfhaft all meine eigenen selbstständigen Aktivitäten. Ich konnte kaum einen Schritt machen, ohne ihm Rechenschaft abzulegen. Es wurde immer schlimmer. Teils beschimpfte er mich. Dann packte ich oft meine Sachen und ging in meine eigene Wohnung. Bereits nach fünf Minuten rief er dann an und versuchte alles wieder gutzumachen. Es war wie Psychoterror. Ich bekam große Minderwertigkeitsgefühle, obwohl ich immer ein so glücklicher Mensch war. Ich ging dann ganz in mein Appartement, aber er machte mir immer mehr ein schlechtes Gewissen. Ich versuchte mich dann ernsthaft von ihm zu trennen, suchte mir eine neue, größere Wohnung. Er wollte es irgendwie nicht wahrhaben, half mir noch beim Anstrich und erzählte mir immer wieder, wie einsam er sei, was ich ihm alles angetan hätte. Kurze Zeit darauf fand ich heraus, dass er bereits seit 14 Tagen in einer Internetbörse eingeschrieben war, um eine neue Partnerin zu suchen. Die hatte er dann gleichzeitig neben mir, bis er sich sicher war, dass er mit ihr zusammen war, dann ließ er mich fallen".

Das, was Dalia mir erzählte, ist ein häufiges Borderline-Verhalten. Wenn der Borderliner Angst vor dem Verlassenwerden hat, es nicht vermeiden kann, dann hangelt er sich schnell in jede beliebige neue Beziehung. Er kann und will nicht alleine sein. Fast in jeder neuen Beziehung, in die ein Borderliner involviert ist, kehrt kurze Zeit nach dem rasanten Beginn der Alltag mit all seinen kleinen Fehlern und Banalitäten ein. Der Borderliner scheitert hier oft, weil sein Partner nicht auf Dauer so perfekt sein kann, wie er sich das erträumt hat. Kein Mensch kann so sein, wie ein Borderliner ihn sich vorstellt.

Nehmen Sie ein Beispiel für das Versagen des Borderliners in einer Beziehung: Stellen Sie sich vor, dass die Borderlinerin ihrem geliebten Schatz ein wundervolles Essen kocht, den Tisch dekoriert und gedeckt hat und - er kommt später. Er musste im Büro noch länger arbeiten, dann der Verkehrsstau ... Jede normale Ehefrau würde sich fragen: „Warum verspätet er sich? Ob ich ihn einmal anrufe?“ Nicht so die Borderlinerin. Sie wird, nachdem sie festgestellt hat, dass ihr Partner überfällig ist, sehr schnell verschiedene Gefühlszustände durchlaufen. Zunächst wird sie sich ängstigen, sie könnte ja verlassen worden sein. Dann ärgert sie sich, weil er ihr das antut. Sie, die sich so toll um ihn sorgt, ihm so ein traumhaftes Essen kocht ... Plötzlich hat sie Groll und Wut gegen ihn. Sie wird vielleicht denken, was bildet der Kerl sich ein. Nie würdigt er, was ich tue. Wenn der Partner nun eintrifft, wird er wahrscheinlich an der Tür schon mit dem Ärger und der Wut überzogen. Wahrscheinlich werden einige unschöne Schimpfworte fallen. Irgendwann wird die Borderlinerin sich dann wieder beruhigen und es wird ihr leidtun und sie wird versuchen, eine Erklärung abzugeben, warum sie so sauer war. Die Versöhnung folgt dann meist unter Einsatz aller Reize.

Borderliner lieben, sie sind besessen vom Gedanken zu lieben. Sie würden alles tun, um geliebt zu werden und lieben zu dürfen. Wenn Borderliner lieben, dann füllen sie mit diesem Gefühl ihre Einsamkeit und Leere. Sie ergänzen ihr kaum vorhandenes Ich, füllen es mit der anderen Person gewissermaßen auf. Ein Partner ist für den Borderliner wie ein Spiegel, in welchem er sich selbst einmal sehen kann. Borderliner sind mit der Liebeserwiderung eines Partners oft völlig überfordert, bekommen dann die viel zitierte Angst vor dem „Gefressenwerden" der „Verschmelzung".

Sobald die Leidenschaft der ersten Tage und Wochen vergeht, langweilt sich der Borderliner oft in der Beziehung. Anstelle die Beziehung auch intellektuell und gefühlsmäßig zu vertiefen, entwickelt der Borderliner subtile Kontrollmechanismen. Diese Kontrollmechanismen sind oft aggressiv gefärbt und betreffen Geld, Sex, Treue, Glaube, körperliche und emotionale Distanz. Wenn die Bedürfnisse des Borderliners nicht befriedigt werden, kann er oft verletzend werden. Bei diesem „Verletzen" kann es sich um emotionale Verletzung des Partners handeln, wie z. B. Entwürdigung, Beschimpfung. Es kann aber auch zu Selbstverletzungen oder zu physischen Verletzungen des Partners kommen.

Im Laufe der Zeit passen die Partner sich an diese Verhältnisse an. Es kommt zu einem „Strike back or flee" (Moskovitz). Partner passen sich oft auch durch ein aggressives oder respektloses Verhalten an die Situation an oder sie flüchten irgendwann.

Sexualität als Ich-Verstärker

Wie bereits ausgeführt ist das Beziehungsleben der BPS-Betroffenen meist schwierig und von ständigen Ambivalenzen und Nähe-Distanz-Problemen gestört.

Was die Sexualität der Borderline-Betroffenen kennzeichnet, ist einerseits der Hang zu promiskuitivem Verhalten[3]. Dieses Symptom findet sich gleichermaßen bei männlichen wie weiblichen Borderlinern. Sexualität ist im schwierigen Leben vieler Betroffener scheinbar noch das am leichtesten umsetzbare Beziehungsinstrument. Die Sexualität der Betroffenen ist häufig von sadomasochistischen Praktiken und einem wechselbaren Rollenverhalten geprägt.

Die Anbahnung von sexuellen Kontakten gelingt männlichen wie weiblichen Borderlinern relativ leicht. Scheinbar ist der Betroffene in der Lage, genau das richtige und gerade vom anderen gewünschte Rollenverhalten einzunehmen, zu schauspielern. Aufgrund der unklaren eigenen Identität fällt es Borderlinern relativ leicht, eine solche Rolle, die gerade zielführend sein könnte, einzunehmen. Ob devot, dominant, charmant, lasziv, Stärke oder Schutzbedürftigkeit ausstrahlend – das Feld der Sexualität ist ein Bereich, in dem manche Borderliner spielerisch die Rollen erahnen, die der andere sich

---

3 Promiskuität = Sex mit ständig wechselnden Partnern zu haben.

von seinem Gegenüber wünschen würde. Der Borderliner kann zu Beginn einer solchen Beziehung der absolute lang ersehnte Traummann/Traumfrau sein. Die Faszination, die insbesondere weibliche Borderliner dadurch bei ihren Partnern hervorrufen, sorgt dafür, dass sie die Situation vermeintlich gut lenken und kontrollieren können, was ihnen andererseits auch ein Gefühl von Sicherheit gibt.

Die 21-jährige Pamela, die nach eigenen Angaben mehr als fünfzig Sexualpartner hatte, erzählt mir in der Therapie:

> „Beim Sex habe ich so etwas wie eine Rückkopplung gespürt. Ich war plötzlich da und vor allem – ich war jemand. Alle meine Partner haben mir immer bestätigt, wie toll der Sex mit mir ist. Die Männer, insbesondere ältere, haben mich sozusagen angebetet. Das hat mir einen zusätzlichen Thrill gegeben. Ich spüre dann so etwas wie Macht, kann sie um den Finger wickeln … Aber es standen nicht immer nur diese Gründe im Vordergrund. Ich habe sehr schnell gemerkt, dass ich mich wesentlich weniger selbst verletze, wenn ich guten Sex habe, notfalls auch dreimal am Tag. Ich kann dann auf die brennende Zigarette am Unterarm verzichten. Irgendwie baue ich eben auch Spannung damit ab.“

Hinzufügen möchte ich, dass die Promiskuität, die im Rahmen der Borderline-Störung zu beobachten ist, für sich genommen bereits als selbstverletzendes Verhalten gewertet werden kann.

Das polymorphe Sexualverhalten der Betroffenen, geprägt von unklaren und wechselnden Vorlieben, Perversionen, wurde sowohl von Rohde-Dachser als auch von Kernberg, Dulz und Schneider erwähnt.

Es bildet sich kein konstantes Verhaltensmuster innerhalb der Sexualität heraus. Das Verhalten ist abhängig vom momentanen inneren Zustand des Betroffenen, dadurch häufig geprägt von Aggression, Trauer, Wut, Schuld- und Schamgefühlen. Damit kann das Sexualverhalten zwischen völlig devot und absolut sadistisch, perversem und paraphilem Verhalten wechseln. Zudem beschreiben viele Betroffene, dass sie sich nicht auf eine bestimmte sexuelle Orientierung zwischen Frau und Mann festlegen lassen. Pamela:

> „Manchmal stehe ich auch auf Frauen, stelle mir eine reife mütterliche Sexualpartnerin vor ..."

Neben den grundsätzlichen Eigenheiten der Borderline-Sexualität darf jedoch nicht vergessen werden, dass es in festen Beziehungen mit mindestens einem Borderline-Partner statistisch in nahezu 30 Prozent der Beziehungen zu sexuellen Störungen kommt, welche in der Gesamtbevölkerung nur mit 5 Prozent beobachtet werden.

Fremdgehen als emotionaler Schutz

Was das Fremdgehen in Beziehungen betrifft, so heben sich Borderliner deutlich von der Gesamtbevölkerung ab. Nahezu alle Betroffenen, denen ich in der Therapie die Frage nach Fremdgehen stellte, berichteten, dass sie es einmal, mehrmals getan hätten oder andauernd nach Nebenbeziehungen Ausschau hielten.

Der Seitensprung oder die Nebenbeziehung sind häufig Schutzmechanismen des Betroffenen, sich in der Hauptbeziehung nicht zu verletzlich zu machen. Oft verhindern die Erfahrungen aus vorherigen Beziehungen oder aus der Kindheit, sich allzu intensiv auf den anderen Partner einzulassen. Auch die Furcht vor dem Umschlagen der Gefühle in Wut und Hass treibt manchen Betroffenen in eine Nebenbeziehung. Damit kann er die Gefühle und somit die Abhängigkeit in der Hauptbeziehung reduzieren. Diese Strategie schützt den Borderliner im Falle des Beziehungsverlustes nicht nur vor allzu großem Schmerz, er hält sich damit auch oft eine Hintertür offen. Man spricht hier vom Prinzip der emotionalen Dosierung. Gleichzeitig verhindern dieses emotionale Dosieren und die häufigen Seitensprünge eine stabile und zuverlässige Langzeitpartnerschaft und Ehe.

Selbsthilfe für Betroffene

Leben mit der Störung

Ab hier möchte ich Betroffene ansprechen, ihnen Mut machen, unermüdlich an einer Verbesserung ihres Leidens zu arbeiten. Wie ich bereits weiter oben beschrieben habe, ist Borderline durchaus stabilisierbar, oftmals auch heilbar. Glauben Sie an eine Heilung!

Im Gegensatz zu vielen anderen Therapeuten bin ich der Meinung, dass eine aktive Arbeit mit den Ihnen bewussten Traumata aus ihrer Vergangenheit helfen kann, Ihre Störung zu überwinden. Vieles, was man in der Therapie der Borderline-Störung heute an Therapien macht, hat stabilisierende Langzeitwirkungen, die aber leider auch erst nach langer Zeit eintreten. Eine Traumatherapie bringt Ihnen Erleichterung, Beruhigung und unter Umständen das Verschwinden vieler Ihrer Instabilitäten und Symptome.

Natürlich besteht immer die Gefahr starker freiwerdender Emotionen. Wenn die begründete Angst besteht, dass Sie diese Emotionen schlecht alleine aushalten können, dann bitten Sie bei den nachfolgend geschilderten Übungen eine Bezugsperson, bei Ihnen zu sein und auch danach bei Ihnen zu bleiben. Der Idealfall ist natürlich ein in Traumatherapie erfahrener Psychologe für Sie. Wie aber auch schon mehrfach in diesem Buch angemerkt, sind alle selbst durchführbaren Strategien für jene gedacht, die so viel Reststabilität haben, dass sie ihren Alltag alleine oder in einer Beziehung meistern können, das heißt zur Arbeit, Uni oder Schule gehen. Jene

Leser dieses Buches, die sich zeitweise stationär befinden oder bereits Suizidversuche durchgeführt haben, müssen in jedem Fall ihren Behandler informieren, was immer sie auch an eigenen Selbsthilfemaßnahmen tun. Borderline ist nach meinem Erachten zwar heilbar (womit ich mir jetzt eine Menge Feinde unter meinen Kollegen mache), aber es ist kein Experimentierbaukasten.

Visualisieren, Imaginieren, Affirmationen

Lernen Sie, ein Gefühl für sich zu bekommen. Schauen Sie sich jeden Morgen im Spiegel an und sagen Sie sich:

> „Ich sehe gut aus."

Ein wichtiges Element sind positive Affirmationen. Affirmationen sind Glaubenssätze, die wir in unserem Unterbewusstsein verankern. Dies können Sätze sein wie z. B.:

- Ich kann mich voll und ganz annehmen.
- Ich bin liebenswert.
- Ich bin sicher aufgehoben im Umfeld meiner Mitmenschen.
- Andere lieben mich.

Benutzen Sie immer nur positive Formulierungen, keine Negationen. Schreiben Sie Ihre Wünsche auf ein Blatt Papier und formulieren Sie daraus ein, zwei Sätze, die Sie sich immer wieder – Tag für Tag – selbst sagen.

Bitte unterschätzen Sie nicht die Kraft Ihres Unterbewusstseins.

Merken Sie sich also besonders positive und schöne Situationen.

Die Wirkung der Autosuggestion wurde wissenschaftlich erforscht und mehrfach nachgewiesen. Im 19. Jahrhundert entdeckte der französische Apotheker Emile Coué, dass die Patienten, denen er ein zubereitetes Medikament mit folgenden Worten überreichte: »Da hat der Arzt Ihnen aber ein besonders fabelhaftes Medikament verschrieben. Es wird Ihnen bald besser gehen«, sehr viel schneller gesund wurden als die Patienten, denen er das Medikament einfach nur überreichte. Mit seinen Forschungen zur Suggestion wurde Coué sehr bekannt. Coué entwickelte daraus eine Methode, die jeder bei sich selbst durchführen konnte, und nannte diese Autosuggestion (auto = selbst).

Auch Sie sollten diese Methode zukünftig in Ihren Alltag integrieren und sich immer und überall nur positive Botschaften sagen. Beispiele:

- Es geht mir von Tag zu Tag besser.
- Ich bin ganz gesund.
- Ich bin sehr erfolgreich.
- Ich werde bald wirklich zufrieden sein.
- Ich werde eine ganz wundervolle Partnerschaft haben.
- Ich werde noch gelassener werden.

Vermeiden Sie ab sofort negative Suggestionen, wie z. B. die Sätze:

- Ich habe Angst.

- Ich bin einsam, verlassen.
- Keiner liebt mich.
- Das kann ich nicht.

Denken Sie nicht einmal in dieser Art und Weise. Auch negative Glaubenssätze sind Autosuggestionen. Sie speichern damit in Ihrem Unterbewusstsein den Wunsch nach Fehlschlägen ab. Unser Gehirn versteht den Unterschied zwischen einer gedachten Befürchtung und einem geäußertem Wunsch nicht. Für Ihr Gehirn ist die Bearbeitung einer Vorstellung: »Ich werde bald reich sein« die gleiche wie für die gedachte Befürchtung: »Bestimmt werde ich bald krank sein.«

Unser Gehirn arbeitet ähnlich einem Computer nach einem bestimmten Schema. Was gespeichert ist, bleibt erst drin und wird dann in Gedanken- bzw. Erinnerungsnetzwerken aufbewahrt. Negative Glaubenssätze sind bei vielen Menschen an der Tagesordnung. Selbstablehnung und sich selbst nichts zutrauen führt zu negativen Autosuggestionen. Arbeiten Sie zukünftig immer mit positiven Autosuggestionen, z. B.:

- Ich schaffe alle meine Ziele.
- Ich werde ganz gesund sein.
- Ich darf in jeder Situation gelassen sein.
- Ich werde eine wundervolle Partnerschaft haben.
- Ich bin ganz entspannt.
- Ich vertraue anderen Menschen.
- Ich kann stolz auf mich sein.

- Ich bin ein guter Mensch.
- Ich darf auch Fehler machen.

Bilden Sie sich ganz individuelle Suggestionen. Wichtig ist, dass Sie diese so oft wie möglich aussprechen und durchlesen. Durch die gebetsmühlenhafte Wiederholung dieser Glaubenssätze werden diese im Unterbewusstsein gespeichert und überschreiben negative Konditionierungen und angstvolle Programmierungen. Über unser vegetatives Nervensystem wirken diese Suggestionen bis in jede kleine Zelle. Autosuggestion hat eine positive psychosomatische Wirkung.

Suggestionen wirken bis in kleinste Körperzellen. Das wurde in mehreren Hypnoseversuchen bewiesen. Ein berühmtes Experiment wurde vor einigen Jahren durch einen Hypnosetherapeuten in den USA vorgeführt: Er schaffte es, bei freiwilligen Probanden, die er in Trance versetzte, durch Suggestionen richtige Brandblasen an verschiedenen Körperteilen erscheinen zu lassen. So unwahrscheinlich es auch klingen mag, es wurde vor einem skeptischen Publikum bewiesen. Suggestionen, dass ein brennender Schmerz am Bein durch ein glühendes Eisen ausgelöst werde, führte bei einem der Freiwilligen dazu, dass sich sehr schnell eine Brandblase an der in Hypnose beschriebenen Stelle bildete.

Das Gehirn versteht Suggestionen oft wie echte Nervenimpulse. Kommt bei einer Verbrennung eine Meldung über einen Nerv ins Gehirn, ein bestimmter Bereich der Haut sei verbrannt, dann kann unser Gehirn über Nervenimpulse die Einlagerung von Wasser an diesen Hautstellen bewirken, um tiefer liegendes Gewebe vor der Verbrennung zu schützen.

Eine Brandblase bildet sich. Nur die wiederholten Suggestionen haben diese absolut beeindruckende Wirkung herbeigeführt.

Geben Sie sich also niemals negative Suggestionen.

Lassen Sie sich auch aus ihrem Bekannten- oder Freundeskreis keine negativen Botschaften mehr sagen. Oft äußern andere Menschen dahergesagte Sätze wie z. B.: „Das schaffst du sowieso nicht."

Nehmen Sie solche Sätze nicht mehr an. Sagen Sie sich stattdessen immer und immer wieder vor dem Spiegel, dass Sie wirklich alles schaffen, was Sie sich wünschen.

Zweifeln Sie niemals an der Kraft der Suggestion. Sie ist im positiven und negativen Sinne ein wirksames Mittel. Ob Heilmittel oder gar schädlich gegen sich selbst – das liegt nur an Ihnen. Geben Sie dem Erfolg ein paar Wochen Zeit und Sie werden sehen, dass Sie bereits an die Suggestionen glauben und sich Ihr Leben positiv verändern wird.

Emil Coué hat vor fast hundert Jahren die Erkenntnisse seiner Forschungen wie folgt auf den Nenner gebracht:

> „Jeder Mensch wendet täglich Autosuggestion an, im positiven oder negativen Sinne, meist aber in wirrem Durcheinander. Das Resultat ist demzufolge ein Gemisch von Erfolg und Misserfolg. Somit beruht der Erfolg im Leben nicht auf Zufall, sondern ist das Resultat eines bewussten positiven Denkens. Entgegen dem, was gemeinhin angenommen wird, ist nicht etwa der Wille des Menschen oberstes Vermögen, sondern vielmehr die Einbildungskraft. Allemal nämlich, wenn diese beiden

Kräfte in Widerstreit geraten, ist es die Einbildungskraft, die den Sieg davonträgt."

Wenden Sie Ihre ganz persönlichen Affirmationen und Autosuggestionen jeden Tag an.

Nun haben Sie die erste Stufe für eine heilsame Stabilisierung bereits beschritten. Sagen Sie sich bitte ab sofort, dass Sie nach der Lektüre dieses Buches ganz gesund sein werden: „Wenn ich das Buch gelesen habe, bin ich ganz gesund."

Wahrnehmung verbessern

Sie können sich nicht wirklich selbst therapieren, aber Sie können vieles selbst tun, um sich in Ihrem Alltag zu stabilisieren. Die nachfolgenden Hinweise gelten nur für jene Betroffenen, die derzeit weder parasuizidal (selbstverletzend) oder suizidal sind. In den vorgenannten Fällen benötigen Sie eine stationäre Therapie. Alle anderen Betroffenen können vieles selbst dazutun, dass sie sich einem symptomfreien Ziel nähern ...

Nehmen Sie ab sofort Ihr typisches Fehlverhalten wahr. Sobald Sie negative Gefühle verspüren, beginnen Sie damit, vorher erprobte Skills anzuwenden (Gummiband am Arm, Chilis kauen, Eiswürfel in den Nacken oder an den Rücken usw.). Damit schaffen die meisten Betroffenen es, eine Gefühlseskalation zu unterbinden.

Machen Sie anschließend eine sogenannte Introspektion. Suchen Sie in Ihrem Kopf die Erinnerungen der letzten Minuten oder Stunden vor dem Auftreten des negativen

Gefühls zusammen. Schreiben Sie auf ein Blatt Papier den genauen Ablauf Ihres emotionalen Absturzes. Beispiel:

- Sie hat mir gesagt, dass sie sich mit einer Freundin trifft.
- Dann fühlte ich wieder dieses Leeregefühl.
- Dann habe ich auf ihre Freundin geschimpft.
- Dann habe ich sie beschimpft.
- Dann habe ich mit der Faust gegen die Wand geschlagen.
- Hinterher fühlte ich mich klein, einsam und schämte mich.

Darunter schreiben Sie Erläuterungen, was Ihnen zu den einzelnen Sätzen einfällt. Beispiel:

- Ich hatte sofort wieder diese Verlassenheitsangst.
- Es erinnerte mich an …
- Ich hatte Angst, dass sie mich betrügt / nicht mehr zurückkommt usw.

Stellen Sie sich nach dem Abklingen der Symptome nochmals sich selbst in der vorherigen Situation vor. An was erinnert es Sie? Vielleicht an kindliches Verhalten? Versuchen Sie nun die ganze Situation anzunehmen. Sagen Sie sich selbst neue Affirmationen wie z. B.:

- Das Schlimme ist vorbei, ich bin und war zu jeder Zeit sicher. Ich nehme diese Persönlichkeitszüge jetzt an und werde sie in mein Bewusstsein integrieren. Auch die Erinnerung an kindliche Situationen, die damit zusammenhängen könnten, integriere ich jetzt ganz bewusst.

EFT-Übung

Legen Sie sich auf den Boden oder auf eine Couch. Hören Sie beruhigende Musik. Konzentrieren Sie sich wieder auf dieses Kleinheitsgefühl, die Angst davor, verlassen zu werden. Vielleicht kommen Erinnerungen aus der Vergangenheit hoch. Lassen Sie diese Erinnerungen zu. Sagen Sie sich selbst, ich werde das Kind jetzt an einen sicheren Ort meines Bewusstseins bringen, nehme es aus der schrecklichen Situation heraus. Sehen Sie sich als Kind und als Erwachsenen. Integrieren Sie die beiden Zustände in Ihrem Bewusstsein, indem Sie wahrnehmen, dass sich manchmal ein verletzter kindlicher Ich-Anteil meldet.

Machen Sie anschließend eine EFT-Übung. EFT (Emotional Freedom Technique) ist eine pragmatische und hilfreiche Methode zur Auflösung von Traumata. Vereinfacht gesagt werden Akupunkturpunkte am Körper mit den eigenen Fingerkuppen beklopft.

Klopfen Sie mit den Fingerkuppen der einen Hand auf die Handkante der anderen Hand (Handkante = das, womit ein Karatekämpfer zuschlägt). Während Sie etwa zehn Mal mit den vier Fingerkuppen der anderen Hand auf die Handkante klopfen, sagen Sie sich den Satz:

- Ich bin in Sicherheit und kann mich voll und ganz auf mich und meine Mitmenschen verlassen.

Nun wechseln Sie die Hand und beklopfen die Handkante der anderen Hand. Sagen Sie sich wieder diese Affirmation. Nun beklopfen Sie mit den vier Fingerkuppen einen Bereich dicht am äußeren Ende Ihrer Augenbraue (direkt dort, wo die Augenbrauen außen aufhören). Klopfen Sie wieder zehn Mal und sagen Sie Ihre Affirmation auf. Sie können Ihre Affirmationen auch beliebig verändern, wie z. B.:

- Das Kind in mir ist in Sicherheit.
- Ich kann den anderen vertrauen.
- Ich bin frei von Ängsten.

Nach dem Beklopfen des Bereichs neben der Augenbraue, wechseln Sie zur anderen Augenbraue. Danach beklopfen Sie einen Punkt an der Nasenwurzel (Inder nennen diesen Bereich „das dritte Auge"). Sagen Sie jeweils laut Ihre Affirmationen. Nach diesem Punkt wird der Punkt unter der Nase beklopft, der die Mitte der Oberlippe bildet. Klopfen Sie nicht auf der Lippe, sondern oberhalb davon. Sagen Sie wieder Ihre Affirmationen auf. Danach beklopfen Sie den Mittelpunkt Ihres Kopfes (der exakte Mittelpunkt Ihres Kopfes, wenn Sie von oben daraufschauen würden). Danach beklopfen Sie eine Stelle direkt unterhalb Ihrer Achsel, nacheinander auf beiden Seiten.

Auch wenn Sie es zunächst vielleicht lustig finden werden, so ist EFT doch eine hochwirksame Therapie. Sie werden es bereits bei der ersten Anwendung merken.

Sollten Sie sich mit den Punkten nicht so sicher sein, dann googeln Sie einfach „EFT Punkte". Es ist jedoch bei der Klopfakupressur ebenso wie bei der klassischen Nadelakupunktur nicht sehr wichtig, ob Sie den Punkt auf den Millimeter genau treffen. Die Punkte haben ein großes Einströmgebiet.

EFT (Emotional Freedom Techniques) ist eine Art energetische Psychologie, die in den USA von Gary Craig entwickelt wurde. Die Methode setzt sich aus unterschiedlichen Denkansätzen aus Medizin und Psychologie zusammen und kann in ihrer Einfachheit auch von Laien leicht erlernt werden. EFT eignet sich wunderbar zur Selbstbehandlung.

Gemäß den Überlegungen seiner Gründerväter eignet sich EFT, um emotionale Probleme und körperliche Beschwerden über das Beklopfen von diversen Akupunkturpunkten effektiv zu lindern oder sogar zum Verschwinden zu bringen. Vereinfacht gesagt ist EFT eine sehr effektive Methode, um Stress, Anspannung und Ängste rasch abzubauen.

Die Methode ist gemäß vielen Selbsterfahrungsberichten auch bei schweren Ängsten hilfreich und in ihrer Simplizität und einfachen Anwendung ein gutes Selbsthilfemittel, die frei flottierenden Ängste zu beruhigen. Sie können EFT in allen Stresssituationen anwenden, aber auch, um belastende Gedanken besser loszuwerden. Sorgen, Trauer und Verstimmungen lassen sich hiermit effizient bearbeiten. In den USA wird EFT auch zur Behandlung von Süchten, gestörtem Essverhalten oder zur Raucherentwöhnung eingesetzt.

Ihre positiven Affirmationen und Autosuggestionen können Sie mit den EFT-Klopftechniken sehr wirkungsvoll verankern, so als ob Sie einen neuen Tanzschritt erlernt hätten.

EMDR-Übung

Viele Borderliner berichten von Flashbacks, sehr unangenehmen intrusiven Erinnerungen, die sich immer wieder ungewollt in ihr Bewusstsein einschleichen.

Flashbacks sind oft kurze Bildersequenzen, die wir so wahrnehmen, als sei gerade in unser reales Leben eine Werbepause eingeblendet. Plötzlich fällt uns die Beerdigung des Großvaters ein oder aber unschöne Bilder aus der Kindheit. Vielleicht auch ein immer wiederkehrendes Trauma. Flashbacks halten sich an keinen Zeitplan. Wir können sie tagsüber haben, aber auch wenn wir ins Bett gehen. Verbunden damit sind negative und Angst machende vegetative Symptome. Sobald wir an diese meist unangenehmen Situationen denken, wird unser vegetatives Nervensystem dafür sorgen, dass wir auch körperlich mit Stress reagieren. Als Erste Hilfe gegen diese traumatischen Erinnerungen hilft eine EMDR-Übung, die Sie selbst ausführen können:

Stellen Sie sich bei geschlossenen Augen die Angst auslösende Situation und ggf. das schlimme Erlebnis vor, an das Sie gerade zurückdenken müssen.

Stellen Sie sich das Unangenehme exakt vor. Was immer es war, vielleicht waren es einschneidende Ereignisse in Ihrer Kindheit, der Tod naher Verwandter oder Unfälle, Missbrauch, Verbrechen. Ist es ein Ereignis, das Ihnen heute noch den Hals zuschnürt, wenn Sie daran denken? Ein Ereignis, das Sie am liebsten ungeschehen machen würden?

Imaginieren Sie sich dieses Ereignis. Versuchen Sie die Situation von damals nochmals wie in einem Film zu erleben. Sehen Sie alles noch einmal.

Wenn Sie die Bilder vor sich sehen und spüren, was damals geschah, die Situation gewissermaßen noch einmal empfinden, dann öffnen Sie die Augen und sagen Sie sich den Satz:

- Ich bin in einer furchtbaren Situation.

Dann beginnen Sie damit, Ihre geöffneten Augen kreisen zu lassen, rechts- und linksherum, egal, womit Sie anfangen. Machen Sie acht bis zehn Kreisbewegungen mit Ihren Augen in jede Richtung.

Denken Sie jetzt ganz intensiv an die erlebte Situation und sagen Sie sich eine der Suggestionen:

- Die Situation ist endlich vorüber. Alles ist gut, sie ist vorbei. Ich vergesse diese Situation jetzt für immer. Ich lasse sie völlig los, bringe mich selbst in Sicherheit. Ich bin in Sicherheit. Das Schlimme ist vorbei. Ich bringe mein inneres Kind in Sicherheit. Ich kann in Frieden leben, es geht mir gut, ich bin erwachsen. Das Schlimme ist vorbei.

Sie können sich selbst ähnliche Suggestionen ausdenken.

Stellen Sie in der Situation einen Bezug zu dem schlimmen Erlebnis her. Ist es z. B. der Todesfall eines nahen Angehörigen, dann stellen Sie sich einfach vor, wie er immer durchsichtiger wird, einfach irgendwann mit der Umwelt verschmilzt. Lassen Sie ihn los, ihn mit der Umwelt verschmelzen. Schreiben Sie sich vorher einen treffenden Satz als Suggestion auf. Wichtig ist nur, dass dieser einen Bezug zum gerade Visualisierten hat. Geht es in der visualisierten Situation um den Tod eines Angehörigen, dann stellen Sie sich vor, wie er verschwindet.

Führen Sie diese Übung öfter durch. Sie werden feststellen, dass nach dem zweiten oder dritten Mal die belastenden Erinnerungen nicht mehr in Ihr Bewusstsein wiederkehren werden.

Noch einmal ein Hinweis: Alle vorgenannten Übungen eignen sich nur dann für Sie, wenn Sie stabil genug sind, diese Erinnerungen auch zu ertragen, ohne dadurch allzu stark retraumatisiert zu werden.

Gedankenstopp-Technik

Betroffene berichten davon, dass ihnen unwillkürlich diese ständig nagenden Gedanken durch den Kopf gehen, deren Inhalte Insuffizienzgefühle in ihnen auslösen. Gedanken, die sich immer in Ruhephasen einschleichen. Oft auch zwanghafte Gedanken, es könnte etwas geschehen. Dieses Gedankenkreisen raubt den Betroffenen nicht nur den Nachtschlaf, sondern sorgt auch für starke Verspannungen, weitere Ängste und reaktive Depressionen.

Betroffene berichten mir auch häufig von kreisenden und bohrenden Gedanken, die im Zusammenhang mit ihrem polaren Weltbild stehen. Da Borderliner bevorzugt in Rechts-Links / Schwarz-Weiß denken, sind sie mit dem Ausgang der überwiegenden Lebensinhalte unzufrieden. Arbeiten, die sie durchaus gut erledigt haben, sorgen für bohrende und nervende Gedanken, ob die Arbeit wirklich gut genug gewesen sei …, sich nicht doch noch etwas hätte verbessern lassen. Ob der Partner wirklich der Richtige ist, man nicht doch noch weitersuchen solle, um den idealen Partner zu finden …

Betroffene kennen diese quälenden Gedanken zur Genüge. Die Gedanken drehen sich wie ein Karussell im Kopf, sind trotz aller Versuche nicht zum Stillstand zu bringen.

In diesen und ähnlichen Situationen können Sie zur Methode der Gedankenstopp-Technik greifen. Dies ist eine etablierte verhaltenstherapeutische Methode. Sagen Sie sich selbst laut STOPP und geben Sie sich zur Untermauerung mit der flachen Hand einen Klaps auf den Oberschenkel. Sie werden merken, dass der quälende Gedanke dann für einen Moment in den Hintergrund tritt und erst allmählich wiederkommt. Dann wenden Sie sich sofort gedanklich etwas anderem zu, vielleicht einem Hobby oder einer Beschäftigung, die Sie gerne machen.

Wenn dann die quälenden Gedanken wiederkehren, wenden Sie die gleiche Technik nochmals und nochmals an. Sie werden nach einigen Tagen einen Punkt erreichen, an welchem es schon reicht, das Wort STOPP zu denken und vor Ihrem inneren Auge zu sehen, um die quälenden Gedanken zum Verschwinden zu bringen. Der Klaps aufs Bein kann auch durch jeden anderen Aufmerksamkeits-Skill ersetzt werden. Sie können auch ein Gummiband ums Handgelenk legen, daran ziehen und es dann loslassen. Damit verstärken Sie Ihr „Stopp“.

Selbstachtung

Es ist sehr wichtig, dass Sie Ihre Selbstachtung verbessern und durch alle krisenhaften Situationen erhalten.

Dafür ist es notwendig, dass Sie Ihre Krankheit annehmen, anerkennen, dass es ein Problem gibt, dem Sie nicht immer gewachsen sind. Sie haben eine seelische Störung. So bizarr Ihnen Ihr gerade zurückliegendes Verhalten auch vorkommen mag, so groß Ihre Schamgefühle oder Schuldgefühle nach dem Ausflippen auch sein mögen, Sie haben eine von der WHO klassifizierte Krankheit, die für den überwiegenden Teil Ihres Fehlverhaltens verantwortlich ist. Das soll weder ein „Persil-Schein“, Freibrief fürs Ausflippen oder eine Globalentschuldigung sein.

Sie müssen hart an sich arbeiten, um Ihr Verhalten zu verbessern, stabil zu werden, wie viele der Borderliner, die ich in der Therapie kennenlernte.

Sie sollen aber bei allen Rückschlägen und allen schlechten Gefühlen immer Ihre Selbstachtung behalten. Sie sind ein wertvoller Mensch, genau wie jeder andere. Ihnen einfach nur vorzuhalten: „Hör doch mit diesem Verhaltensweisen auf“ wäre so, wie einem Patienten mit Lungenentzündung zu sagen: „Hör doch mit dem Husten auf“. Es würde nichts nützen. Wahrscheinlich haben Sie, wie viele andere auch, bereits unzählige Male versucht, sich zu bessern … Vielleicht änderte sich auch bei Ihnen trotz aller redlichen Versuche einfach nichts. Haben Sie Geduld und Verständnis für sich, nehmen Sie Hilfe an, wo es geht. Akzeptieren Sie, dass Sie Hilfe brauchen.

Sagen Sie sich jeden Tag, dass Sie ein wertvoller und guter Mensch sind. Vermeiden Sie Selbsthass und Selbstablehnung. Kommen Sie aus dem dunklen, kalten und morbiden Denken heraus. Denken Sie positiv. Machen Sie positive Unternehmungen wie Sport, Sauna, Kino, Ausgehen, gehen Sie Hobbys nach wie Malerei, Basteln usw.

Suchen Sie sich etwas, in dem Sie virtuos sind, in dem Ihnen niemand etwas vormachen kann. Gehen Sie in dem, was Sie tun, voll und ganz auf.

Lernen Sie Lob anzunehmen. Sie können es zulassen, dass andere Sie loben. Eigentlich wünschen sich alle Borderliner tief in ihrem Inneren, gelobt und als vollwertig angenommen zu werden. Nur das schlechte Selbstwertgefühl lässt es nicht zu.

Lernen Sie von Ihrem Partner, Ihrer Partnerin kleine Geschenke anzunehmen. Genießen Sie den Augenblick, in dem Ihnen das kleine Geschenk überreicht wird. Versuchen Sie in dem Moment Ihre aggressiven und ablehnenden Gefühle zu unterdrücken und sagen Sie sich: „Was soll's, ich kann das jetzt annehmen." Lernen Sie Berührungen und Zärtlichkeiten anzunehmen. Üben Sie mit Ihrem Partner/Partnerin, sich fallen zu lassen. Streicheln und Berühren einfach zu spüren und sich dabei wohlzufühlen. Erkennen Sie Ihr inneres Kind. Fühlen Sie einfach den Punkt, an welchem eines der kindlichen Egos die Überhand gewinnt. Sagen Sie sich einfach, ach Gott, ich, bin gerade kindisch und ich darf es zulassen. Spielen Sie mit Dingen, die Sie in Ihrer Kindheit vermisst haben oder gerne in Ihrer Kindheit gehabt hätten. Kaufen Sie sich notfalls irgendwelche Spiele, Modellautos, eine Eisenbahn oder was immer

Sie als Kind zufrieden gemacht hätte. Geben Sie sich Ihrem inneren Kind öfter hin und hören Sie darauf.

Denken Sie ab sofort ressourcenorientiert und nicht mehr problemorientiert. Denken Sie an all die behinderten Sportler bei den Paralympics, die schier Unglaubliches teils mit einem Bein oder einem Arm oder gar blind leisten. Wie ist das: Sie haben beide Beine, beide Arme, sind intelligent, können sehen, lesen … Eigentlich haben Sie doch viele Ressourcen, oder?

Borderliner haben gemeinhin eine große Leidensfähigkeit. Machen Sie Ressourcen aus dieser Leidensfähigkeit. Werden Sie gut in dem, was Sie tun: Arbeit, Sport, Kunst, Hobby - was immer Sie gerade tun. Überführen Sie die Energie Ihrer Leidensfähigkeit in einen Flow für positive Dinge. Schreiben Sie, malen Sie - was immer Sie wollen - bloß: Tun Sie etwas.

Erheben Sie sich aus dem Grau und der Kälte des inneren Gefängnisses. Die Mauern existieren nur in Ihrem Kopf. Nur weil Sie so lange immer im Kreis gelaufen sind, heißt das noch lange nicht, dass Sie nicht einfach aus dem Kreis heraustreten können. Mit jeder Tätigkeit, in die Sie Energie investieren, werden Sie neue Energie für sich zurückbekommen.

Lernen Sie die Dinge einmal so anzunehmen, wie sie sich Ihnen gerade präsentieren. Erwartungshaltungen sind der größte Glücksverhinderer schlechthin. Viele Borderliner drehen im Kopf einen Film von den Dingen, die sie erwarten. Sie stellen sich alles vor, möchten alles organisieren, damit sie Sicherheit haben und die Kontrolle darüber behalten. Lernen Sie, die Kontrolle einfach abzugeben. Sehr gut können Sie das tun, wenn Sie z. B. zu einer Massage gehen oder sich von Ihrem Partner/Ihrer Partnerin einmal massieren lassen.

Sichtweise verändern

Das Erleben von eigenen „Fehlern“ und scheinbarem eigenem „Versagen“ führt oft zu einem Lerneffekt, der ein hohes Anforderungsprofil von Perfektion an sich und andere voraussetzt.

Dabei wird ein Nichtentsprechen dieser Anforderung als etwas äußerst Negatives, als bedrohlich, Schiefgehen oder Versagen erlebt. Vielfach kommt es damit zu Versagensängsten. Damit werden Grundsteine für eine andauernde negative Erwartungshaltung gelegt. Bald kommt es zu einem ständigen Befürchten, dass Dinge nicht klappen. Immer das Schlimmste anzunehmen wird plötzlich zu einer Alltagssituation. Eine Möglichkeit, aus diesem Teufelskreis herauszukommen, ist eine Veränderung der Sichtweise Ihrer eigenen persönlichen Welt.

Stoppen Sie damit, die Welt nur in Rechts und Links, Gut und Böse, Gerade und Ungerade einzuteilen. Es gibt tatsächlich nicht nur Schwarz und Weiß, sondern auch helle und dunkle Grautöne. Sie müssen Ihr selbst geprägtes polares Weltbild durch ein neues Modell ersetzen. Beginnen Sie damit, Unterschiede wahrzunehmen. Lernen Sie zu differenzieren. Absolutistisches Denken kennt nur „alles oder nichts". Es gibt aber im Leben oft auch nur „ein wenig".

Lernen Sie, dass Regeln, insbesondere auch Ihre eigenen, auch Ausnahmen zulassen. Es gibt nicht nur schönes und schlechtes Wetter, sondern auch zufriedenstellendes. Finden Sie heraus, dass es nicht nur Idealbilder von schön und gesund, stark und schwach gibt. Es gibt auch normal und mittelmäßig oder durchschnittlich. Lernen Sie Zustände und Situationen objektiv und gerecht zu beurteilen. Unterwerfen Sie sich nicht mehr den polarisierenden, schnell dahergesagten Meinungen, die Sie vielleicht bis heute immer benutzt haben.

Konfliktverhalten lernen

Borderliner sind oft nicht in der Lage, entstandene Konflikte mit anderen zu lösen.

Damit ein Konflikt entstehen kann, bedarf es zunächst einmal zweier unterschiedlicher Personen oder Gruppen. Haben diese beiden Personen eine unterschiedliche Meinung zu einem Sachverhalt und kommt es hier zu einer Rollenkollision, kann dies zu gewissen emotionalen Animositäten führen. Emotionaler Rückzug oder aber offene Frustration mit unter Umständen aggressiven Äußerungen können folgen. Die Ursachen dieser Rollenkollisionen oder unterschiedlichen Erwartungshaltungen sind oft vielfältig. Rahmeneckpunkte emotionaler und neurotischer Konfliktursachen sind Neid, Missgunst, Rivalitäten.

Dieses Verhalten liegt seit zwei Millionen Jahren in der menschlichen Natur und ist bei vielen Säugetierarten und anderen Lebewesen in „ganz menschlicher Manier" zu beobachten. Futterneid, Revierverhalten, Führungsanspruch auf die Herde, all das sind doch in unseren Augen akzeptierte und normative Mechanismen im tierischen Verhalten. Nur bei uns Menschen erscheint uns dieses Verhalten moralisch verwerflich. Verwerflich deshalb, weil wir in einer Sozialgemeinschaft miteinander leben, die Regeln und Normen für gutes Benehmen und guten Umgang miteinander aufgestellt hat. Diese gesellschaftlichen Normen sind uns anerzogen. Trotzdem bleibt ein Gutteil unseres triebhaften Verhaltens in uns bestehen und kommt mehr oder weniger immer mal wieder in kleinen Portionen hoch.

Was unterscheidet uns vom Menschen des Pleistozän, dessen Ära vor 1,8 Millionen Jahren begann?

Nicht wirklich viel. Physisch sind wir sogar weit weniger leistungsfähig als unsere Vorfahren. Mit Beginn der Ära von Ackerbau und Viehzucht vor etwa 11.000 Jahren in Mesopotamien endete die Zeit des Pleistozän-Menschen. Wie löste er seine Konflikte, was war sein typisches Konfliktverhalten? Sein Verhalten lässt sich kurz und knapp gesagt auf drei grundsätzliche Strategien reduzieren: Kampf, Flucht oder Resignation. Diese entsprechenden Reaktionen haben sich im Laufe der letzten 1,8 Millionen Jahre wenig verändert.

Unsere Wahrnehmung funktioniert nach wie vor nach den gleichen Mustern. Vereinfacht gesagt passiert oft Folgendes: Als Erstes ist die Wahrnehmung, also der Input über unsere Sinne entscheidend. Der Betroffene nimmt einen Sinnesreiz wahr. Das kann die Vermutung einer Gefahr sein oder aber eine reale Bedrohungssituation.

Auf den Input, also die Wahrnehmung, folgt eine kognitive Bewertung derselben. Manchmal wird die Situation in unserem Gehirn nur abgeglichen mit bereits erlebten Situationen, die in Erinnerungsnetzwerken gespeichert sind. Manchmal denken wir aber auch sehr intensiv darüber nach.

Auf diese kognitive Bewertung des Inputs folgt eine Emotion. Jeder Input erzeugt in uns eine Emotion: Glück, Freude oder Unbehagen, Ärger, Angst, Wut usw. Auf die Emotion folgt immer ein körperlicher Zustand. Auf Freude folgt oftmals ein wenig Herzklopfen, auf Ärger und Wut eine muskuläre Anspannung, Blutdruckanstieg, die Ausschüttung der Stresshormone Adrenalin, Cortisol usw.

Unser Körper reagiert oft sehr pragmatisch und korrekt. Er leitet exakt die Reaktion ein, die angemessen zu der Situation ist, die wir ihm schildern. Wenn wir vor einigen zehntausend Jahren gelebt hätten, wären an eine Wasserstelle gekommen und hätten einen riesigen Tiger dort stehen sehen, dann wäre auf dieses Erblicken des Tigers in Millisekunden ein wahres Adrenalinfeuerwerk durch unseren Körper gegangen und wir hätten aus dem Stand lossprinten können, um uns in Sicherheit zu bringen. Damals machte diese sofortige körperliche Reaktion unseres Körpers großen Sinn und war lebensnotwendig.

Heute lösen manch harmlosere Ereignisse ebensolche Elementarreaktionen aus. Stellen Sie sich vor, jemand nimmt Ihnen in der Stadt den Parkplatz weg oder nimmt Ihnen im Straßenverkehr die Vorfahrt. Schon kommt es zu einer starken körperlichen (also somatischen) Reaktion. Die Fähigkeit, in Sekunden zu entscheiden zwischen Kampf oder Flucht, steckt immer noch in uns. Wie schnell kommt es bei so „zivilisierten" Dingen wie dem Autofahren zu aggressivem Verhalten, das nicht selten tätlich endet.

Stellen Sie sich einmal vor, Sie säßen im Restaurant beim Essen und irgendwer würde Ihnen einfach Ihr Fleisch vom Teller nehmen und beginnen, es vor Ihren Augen zu essen. Was, glauben Sie, wäre Ihre erste gedankliche und oder gar körperliche Reaktion? Sicher wären Sie nicht damit einverstanden, würden vielleicht so etwas Ähnliches machen wie ein Hund, dem man den Napf wegnimmt: knurren. Es wäre innerhalb von Sekunden ein Adrenalinschub in Ihrem Körper, Sie empfänden Stress und Wut, würden vielleicht beginnen, laut oder gar tätlich zu werden.

Niemand könnte es Ihnen verübeln, denn diese Reaktionen sind phylogenetisch gewachsen und lassen sich auch durch gute Erziehung und Moraltheorien kaum ganz ausmerzen. Wenn wir Stress erleben, ist es für unseren Organismus ziemlich egal, ob die Situation wirklich lebensgefährlich ist. Die Kampf/Flucht-Reaktion erfolgt bei allen Dingen, deren kognitive Bewertung in uns Bedrohung oder Angst hervorruft.

Unser Gehirn und auch unsere körperlichen Reaktionen sind entwicklungsgeschichtlich in der Steinzeit stehen geblieben. Damals waren wir Jäger und Sammler und schnelle körperliche Reaktionen waren wichtig für uns. Der Mensch im Pleistozän hatte sicherlich andere Probleme als wir, war den Unbilden von Natur und Wetter ausgesetzt. Ganz sicher hatte er aber angemessenere gedankliche Reaktionen auf Außenreize, als wir diese heute haben.

Seit dieser Epoche hat sich unser Gehirn in nur sehr wenigen Details verändert.

Jetzt werden Sie sich fragen, was Ihnen diese Erkenntnis als Borderline-Betroffener helfen kann. Indirekt sehr viel. Sie wissen inzwischen, dass Verhaltensweisen wie Neid, Missgunst, Rivalität und Geltungsbedürfnis nicht allein auf sachlich begründbare Ursachen zurückzuführen sind, sondern eben Urverhalten darstellen. Auch haben Sie gerade eben gelesen, dass es unsere Wahrnehmung ist, die eine entsprechende Kampf-, Flucht- oder Resignationssituation auslöst. Borderline-Betroffene empfinden derartige Wahrnehmungen teils viel schneller, stärker als andere. Eine Aktivierung der Stresszentren des Gehirns sorgt dann dafür, dass das Ausflippen seinen Lauf nehmen kann.

Sobald diese Wahrnehmungen durch sind, können Sie nicht mehr viel verändern. Aber Sie können ab sofort sehr gut etwas an Ihrer Wahrnehmung verändern. Nehmen Sie sich ab sofort vor, in krisenhaften Situationen zunächst in Ruhe einige Sekunden nachzudenken, bevor Sie reagieren. Stellen Sie sich als Erstes in Gedanken Fragen zu dem anderen und nicht zu sich. Dies können Fragen sein wie z. B.:

- Was will der Betreffende gerade für sich erreichen?
- Was will er dafür von mir?
- Ist das wirklich ein verbaler Angriff?
- Muss ich hierauf gekränkt reagieren?
- Muss ich hierauf wütend werden?

- Sagt der andere gerade etwas, weil er selbst ein Problem wie z. B. Angst hat?

Stellen Sie sich in konfliktträchtigen Situationen immer erst eine oder zwei dieser stummen Fragen. Sie werden sehen, dass dann Ihr aus der Kindheit stammender Ich-Anteil, der für Kränkung oder Wut zuständig ist und spontan explosiv reagieren will, oft gar nicht zum Zuge kommen kann.

Gefühle in kleinen Dosierungen

Versuchen Sie sowohl die Erwartung von Ausschließlichkeitsgefühlen von Ihrer Partnerin, Ihrem Partner abzuwenden als auch Ihre eigenen „Idealgefühle" aufzusplitten. Prinzipiell ist es dieses übermächtige idealisierende Gefühl, nach dem Borderline-Persönlichkeiten streben: mit dem Partner eins zu sein, untrennbar, eine ideale Liebe. Da der Partner eines Borderliners aber zu keiner Zeit diesen großen Gefühlsansprüchen gerecht werden kann, müssen Sie lernen, Ihre eigenen Emotionen auf mehrere Dinge in Ihrem Leben zu richten. Damit meine ich jetzt keine emotionale Dosierung als Schutzfunktion, bei der Sie sich eine Nebenbeziehung suchen. Es geht vielmehr darum, Gefühle auch auf andere Dinge außer dem Beziehungspartner zu richten. Ob es sich dabei um ein Hobby handelt, welches Sie erfreut und Ihnen Ablenkung und ideelle Befriedigung gibt, oder aber ob es ein Haustier ist wie Hund, Katze oder Pferd.

Lernen Sie, Gefühle auch für andere Menschen in Ihrem sozialen Umfeld zu empfinden. Sagen Sie Freunden und Bekannten hin und wieder, dass Sie sie gut leiden können. Genießen Sie es, wenn Sie dann ein entsprechend positives Feedback bekommen. Fühlen Sie sich angenommen und gemocht. Transformieren Sie einen Anteil Ihres Gefühlssturmes in positive Energie für Sport, Freizeit oder auch Arbeit. Nehmen Sie Abschied von der Vorstellung, dass Ihr Partner nur unter idealen Liebesumständen bei Ihnen bleiben wird. Ihr Partner wird sich viel mehr nach einer langandauernden stabilen Partnerschaft sehnen, die hin und wieder auch einmal durchschnittlich stürmisch sein darf.

Nehmen Sie auch Abschied davon, dass der Partner/die Partnerin ganz allein dafür da ist, Ihr Leben glücklich zu machen. Jeder Mensch darf sich auch selbst verwirklichen und muss sich nicht selbst aufgeben in einer Partnerschaft.

Skills und Strategien gegen die innere Leere

Jeder Mensch kennt das Gefühl von Einsamkeit, innerer Unruhe oder von Langeweile. BPS-Betroffene nehmen diese Gefühle vielfach stärker und regelmäßig wahr. Viele Borderliner berichten von dem schier unerträglichen Leere-Zustand, der sie festhalte. Oft wird der Zustand beschrieben als „wie hinter Glasbausteinen zu sitzen" oder „in Trance zu sein", was ein normales logisches Denken und Empfinden nahezu unmöglich macht.

Chris, 38, versucht mir in der Therapiestunde das Gefühl zu erklären, das ihn oft ohne jede Vorwarnung überkommt:

> „Manchmal ist es schon morgens nach dem Aufwachen da. Es ist nicht so ein Angstgefühl wie sonst, sondern einfach so ein Gefühl von Verlorensein. Ich bin irgendwie nicht da, bin auf einem anderen Planeten. Putze mir wie automatisch die Zähne, gehe lustlos an meine Arbeit und fühle mich schlecht. Es gibt noch eine Steigerung dieses Gefühls, die ist dann, wenn ich frei habe, am Wochenende. Dann wird es unerträglich. Ich habe irgendwie zu nichts Lust, kann mich zu nichts aufraffen oder motivieren. In einem solchen Zustand ist mir alles zu viel. Kleinste Geräusche gehen mir auf die Nerven, ich mag nicht mit anderen reden, möchte ganz alleine sein, mich zurückziehen in eine Art autistische Dunstglocke. Am liebsten

hätte ich ein unsichtbares Schild um mich, was mich von allen anderen Menschen trennt. Ich leide dann still vor mich hin.

In meiner Therapie bei Ihnen habe ich ja gelernt, introspektiv zu sein, in mich hineinzuhören. Das versuche ich dann auch. Irgendwie ist es aber wie ein Funkspruch ins Nirgendwo. Es kommt gar nichts zurück. Luna4 antwortet nicht … Ich gehe dann – so wie ich es in der Therapie gelernt habe – auf die Suche nach irgendeinem emotionalen Auslöser für das Leere-Gefühl. Dann komme ich oft an viele verschiedene Situationen ran. Meine Frau hat mich diese Woche gekränkt und auch meine Mutter hat irgendetwas Dummes gesagt, als ich sie besucht hatte. Auf der Arbeit war auch etwas, was mir nicht gutgetan hat. Es sind so kleine Sachen, die mich kränken. Kritik führt ganz schnell dazu, dass ich zumache und in diese Art innerer Einsamkeit falle. Ich weiß ja, dass es völlig krank ist, aber ich kriege es einfach nicht hin … Manchmal hilft es mir, einen Schnaps zu trinken und irgendetwas im Haus zu arbeiten. Anstreichen, sauber machen, aufräumen – whatever else – es hilft ein wenig. Ich weiß genau, ich muss nur den Anfang finden, etwas zu tun, dann geht's. Aber der Schritt zu diesem Anfang ist wie der erste Schritt auf den Mond …"

Was Chris berichtet, beschreibt ganz genau die Gefühle fast aller Betroffenen. Es kommt unter bestimmten alltäglichen Rahmenbedingungen sehr schnell zu diesem Gefühl innerer Leere. Betroffene leiden unter ihrem eigenen Rückzug. Es ist auch eine Art Selbstkasteiung ohne Ausstiegsmöglichkeit. Die Betroffenen und ihre Sozialpartner erleben diese Rückzüge gleich bedrückend. Bezugspersonen nehmen diesen Rückzug oft als Stimmungsschwankung wahr. Der Borderliner springt emotional aus seinem oft gut funktionierenden Alltagsleben, seiner nicht selten sehr erfolgreichen Arbeit, in der er sich auch überwiegend positiv fühlen kann, in diese chaotische, scheinbar unbeeinflussbare innere Rückzugswelt. Man könnte sagen, es ist wie ein Wechsel der Persönlichkeit von der totalen Extraversion (extrovertiert sein) in die totale Introversion. In diesem Rückzugsgefühl sucht der Borderliner oft körperliche Stimuli als Auflöser, um sich wieder normal zu spüren. Ist er wegen einer Kränkung in diesen negativen Zustand geraten, kann es vorkommen, dass er entweder aggressive oder riskante oder selbstverletzende Handlungen unternimmt. Damit wird die narzisstische Grundstruktur des Borderliners wieder befriedigt, denn durch sein selbstverletzendes, kämpferisch-aggressives Verhalten bekommt er ja nebenbei wieder Aufmerksamkeit von seiner Umwelt.

Die Leeregefühle sind nicht ungefährlich. In manchen Fällen können sie beim Betroffenen auch zu massiven Zornesausbrüchen oder zu suizidalen Handlungen führen. Ein Suizidversuch ist manchmal die für den Borderliner einzig sinnvolle Reaktion, um diese immerwährende Leere aufzulösen. Diese massiven Reaktionen, oft impulshaft, sollen dem Betroffenen dazu dienen, seine Leere dadurch zu durchbrechen, dass er zumindest irgendein Gefühl verspürt, eine Rückmeldung aus seinem verlorenen Ich erfährt. Ralph, 28 erzählt:

> „Wenn sich die Einsamkeit in mir mal wieder meldet, erlebe ich das ganz schlimm. Es ist schlimmer als jeder Schmerz. Es fühlt sich so an, als habe man mir ein starkes Beruhigungsmittel gegeben, was meine Gedanken einfach dämpft, sodass es keine Möglichkeit gibt, einen klaren

> Gedanken zu fassen. Mit der Zeit habe ich herausgefunden, dass ich aktiv werden muss, um aus diesem Zustand herauszukommen. Früher bin ich oft in die Spielhalle, habe dort an Automaten gespielt. Das hat das Gefühl für ein, zwei Stunden betäubt. Danach hatte ich meist viel Geld verloren und fühlte mich noch schlechter.
>
> Inzwischen habe ich neue Strategien herausgefunden, um ein Ausflippen in dieser Situation zu verhindern. Ich male mit Ölfarben auf Leinwand. Es ist ganz komisch, sobald ich mich dazu überwinde, kommt oft wie von ganz alleine der Flow und der Pinsel wird scheinbar wie von alleine geführt. He, es kommt sogar manch schönes ansehnliches Bild dabei heraus. Nach zwei bis drei Stunden Malerei ist das negative Gefühl dann weg und es kommt ein Gefühl in mir hoch, ich könnte mich jetzt wieder mit der Welt versöhnen. Ist die Leere dann weg, dann ist es so, als sei sie nie da gewesen."

Ralph hat bereits mehrere Strategien gefunden, selbstverletzendes Verhalten durch aktive Dinge zu verhindern.

Es ist wichtig, dass Sie - wie Ralph - alles versuchen, um aus dieser negativen Stimmung zu kommen. Viele meiner Patienten haben mir im Laufe der Jahre berichtet, dass es ihnen z. B. im Winter sehr gut geholfen habe, in die Sauna zu gehen. Nach drei Saunagängen verschwand das negative Leere- und Verlassenheitsgefühl oft gänzlich. Paul, 31, berichtet ein weiteres Gefühlserlebnis:

> „Es ist echt manchmal unbegreiflich. Morgens war mir noch alles zu viel. Ich hasste meine Freundin, weil sie mich wieder alleine gelassen hatte, keine Zeit für mich hatte. Es war so ein Gefühl wie abgeschoben zu sein. Ich hatte

mittags so einen trotzigen Wunsch, sie einfach zu bestrafen, indem ich sie ignorieren würde oder aber mir eine andere suchen würde, mit der ich abends ausgehen könne. In Gedanken ging ich schon das Handy durch nach den Nummern der Ex-Freundinnen.

Als das Gefühl aber im Laufe des Tages immer unerträglicher wurde, nahm ich mir einen Rat aus der Therapie zu Herzen. Dieser lautete: Wenn nichts mehr geht, geh einfach los. Das sollte heißen, wenn es unerträglich wird, muss ich aktiv werden. Aktiv ohne jede Art von Selbstverletzung. Also raffte ich mich an jenem Tag auf und fuhr ins Fitnesscenter, machte etwas Ausdauersport und ging in die Sauna. Ich wurde dort zwar zusehends ruhiger, aber das tumbe, leere Gefühl war immer noch da.

Doch im Laufe des frühen Abends verschwand dieses Gefühl ganz plötzlich, so als ob jemand einen Schalter umgelegt hätte. Ich wusste echt nicht, was geschehen war. Alles in mir war wieder gut, die Weltuntergangsstimmung vorbei. Ich rief dann meine Freundin an, traf mich mit ihr und wir hatten einen schönen Abend. Danach dachte ich etwas beschämt über meine bescheuerte Stimmung nach, die ich noch morgens hatte. Es ist für Außenstehende nahezu unbegreiflich, wie stark diese Unterschiede im Empfinden sind. Ist das innere Gefühl gut, dann hält der Betroffene es kaum für möglich, wieder abzustürzen. Das Abstürzen geht jedoch rasend schnell in Minuten bis Stunden. Der kleinste Anlass genügt, wenn er sozusagen traumakompatibel ist. Jeder ähnliche Anlass retraumatisiert. Ich bin froh, dass ich das Gefühl von Hilflosigkeit verloren habe, denn ich weiß, ich kann etwas tun gegen das Abstürzen.“

Paul berichtet von der Umsetzung pragmatischer Strategien. Nicht jedem Borderliner gelingt es, sich so gut und vor allem ohne Selbstverletzung aus dieser Lage zu befreien. Manche versuchen sich zwar im Sport oder anderen Aktivitäten, missbrauchen diese Dinge jedoch dann auch wieder als selbstverletzende Handlungen, indem sie Sport oder Aktivitäten ins Extreme verzerren.

Wir müssen hier unterscheiden, über welche Wirkmechanismen die Verbesserung der Stimmung erfolgt. Ganz stark vereinfacht kann man sagen: Bei der durch die diversen selbstverletzenden Maßnahmen induzierten Gefühlsverbesserung werden für das Überleben unwichtigere psychische Nervenimpulse und Aktivitäten geblockt. Da für das Überleben physische Verletzungen oft gefährlicher sind, werden diese auch mit stärkerer Priorität im Gehirn bearbeitet. Das vorhandene „schlechte Gefühl" verschwindet dann zunächst. Schmerzen werden uns immer direkt und ungefiltert als starker Nervenimpuls gemeldet. Das geschieht natürlich auch bei extrem übertriebenem Sport. Hier wirkt das Leiden, nicht die Glücksgefühle!

Bei der Gefühlsverbesserung durch moderaten Ausdauersport, schöne Unternehmungen, Sauna, Schwimmbad, Spaziergänge, kommt es zu einer Erhöhung des Dopamins im Gehirn. Durch das Dopamin entstehen Glücksgefühle. Tierversuche haben gezeigt, dass Dopamin auch dann ausgeschüttet wird, wenn Bewegung positiv erlebt wird. Die lange verbreitete Annahme, die sogenannten Glückshormone (Endorphine) würden die positive Stimmungsaufhellung beim Sport verursachen, ist inzwischen überholt. In Tests hat man festgestellt, dass Endorphine zwar den Spaß am Sport erhöhen und die Schmerzgrenze heruntersetzen, aber nur bei rund 30 bis 50 Prozent aller Sportler sind diese Endorphine beim Sport nachweisbar.

Dopamin vermittelt die positiven Gefühle im Belohnungszentrum unseres Gehirns. Das bedeutet, dass wir durch positiv erlebten Sport und positiv erlebte Freizeitbeschäftigungen durch das Empfinden von Glücksgefühlen belohnt werden. Die Glücksgefühle sorgen ganz nebenbei dafür, dass wir die gerade als positiv erlebte Tätigkeit auch für die Zukunft als förderlich erlernen. Unsere Lust auf Sport wird dadurch für die Zukunft größer. Dieser positive Lerneffekt etabliert sich bei den Betroffenen genauso gut wie all die durch eventuelle Traumata entstandenen negativen Lerneffekte. Das Dopamin ist sozusagen unser gehirneigenes Belohnungssystem.

Jetzt davon auszugehen, eine Erhöhung des Dopamins durch Medikamente oder Vorstufen-Medikamente im Kopf würde die Borderline-Störung heilen, ist natürlich eine völlige Fehlannahme. Das Zusammenspiel der Neurotransmitter Serotonin, Dopamin, Noradrenalin ist bei Weitem viel zu komplex und in all seinen Zusammenhängen bis heute nicht vollständig erforscht. Beispielsweise kann Dopamin auch bei der Empfindung negativer Emotionen, insbesondere Angst, eine große Rolle spielen. Dopamin wirkt wie die anderen Neurotransmitter auch in den sog. Mandelkernen des limbischen Systems unseres Gehirns, die für das Angstempfinden zuständig sind.

Es bleibt bei dem Rat, Ihr körpereigenes Belohnungssystem durch positiv empfundenen Sport oder andere Aktivitäten zu nutzen, um aus den negativen Gefühlen herauszukommen. Positiv empfundener Sport bedeutet in keinem Fall, dass Sie sich bis zum Umfallen auspowern. Bitte versuchen Sie dabei, die Grenze zur Selbstverletzung nicht zu überschreiten.

Auch mit all den nicht sportlichen Aktivitäten, wie z. B. erfolgreichem Lernen, Malen, Schreiben, werden Sie diese Stimmungsverbesserung erreichen können.

Versuchen Sie sich die Zeit zu nehmen, um wenigstens drei bis vier Mal wöchentlich ein 45-minütiges Ausdauertraining zu machen. Das kann Joggen im Freien oder auf dem Laufband sein oder aber Radfahren oder die alternative Nutzung eines Heimtrainers oder Ergobikes.

Aus Studien wissen wir, dass Ausdauersport bei der Behandlung von Angststörungen oder Depressionen als das inzwischen beste Heilmittel angesehen wird. Da Angst und depressive Gefühle im Rahmen der Borderline-Störung als Symptomatik vordergründig sind, kann Sport auch hier ganz einfach schon symptombezogen helfen. Also mehrere gute Gründe, Sport zu machen!

Je öfter Sie feststellen werden, dass Sie durch positive Handlungen das eine oder andere Mal schneller und besser aus Ihrer negativen Stimmung herauskommen, desto eher werden Sie diese Strategien dauerhaft erlernen. Positive Ergebnisse werden von unserem Gehirn als brauchbare Lösungsstrategien für die Zukunft angesehen und stehen Ihnen im Laufe der Zeit immer besser als kurzfristig nutzbare Tools zur Verfügung.

Jeder Tag ohne selbstverletzendes Handeln ist ein Schritt Sieg über die Borderline-Störung. Je mehr Sie lernen, das Steuer herumzureißen und in die richtige Richtung zu gehen, desto schneller wird sich Ihre Lebensqualität steigern.

Betroffenen möchte ich einfach aus der Erfahrung mit vielen Borderlinern raten, sich in den Zeiten, in denen sie sich gut fühlen, Gedanken darüber zu machen, was sie aus den eventuell kommenden Leeregefühlen herausholen könnte. Versuchen Sie sich ein Hobby zu schaffen, welches Sie ohne viel Aufwand auch von zu Hause aus pflegen können. Bedenken Sie, dass es eine aktive Tätigkeit sein sollte. Sehr schnell wird das Aktivwerden Sie aus dem inneren Gefängnis herausholen und Sie werden nach dem „Leere-Gewitter" sehr schnell einen „Kreativitäts-Sonnenschein" wahrnehmen. Schreiben Sie sich Regeln auf für den Umgang mit dem Leere-Gefühl, wie beispielsweise:

- Ich höre in mich, wonach mir gerade ist, nach Wärme, Kälte, Essen oder Trinken.
- Ich kann mir sofort einen heißen Kaffee, Kakao oder Tee machen.
- Ich kann die Heizung warm machen oder mich unter die kalte Dusche stellen, was immer ich will.
- Ich werde mir bei jedem Leere-Gefühl diese Notizen durchlesen.
- Ich überwinde mich, etwas Positives zu tun, denn ich weiß, dass ich das Gefühl damit schnell auflösen kann.
- Für den Notfall, dass mir nichts einfällt, werde ich mir die Turnschuhe anziehen und draußen einfach loslaufen.

- Für den Notfall kann ich eine kalte Dusche nehmen.
- Ich mache mir vorher eine Liste mit Menschen, von denen ich irgendwen anrufen kann, dem ich erzähle, wie leer ich mich fühle.
- Ich kann im Notfall einfach damit beginnen, etwas zu schreiben. Eine Vision, wie ich mir ein positives Leben vorstelle.
- Ich kann im Notfall ein Bild malen, einfach drauflosmalen.
- Ich kann einfach irgendeinen Schrank aufräumen, den ich schon lange mal aufräumen wollte.
- Ich kann aus meinem Kleiderschrank alte Kleidungsstücke entsorgen.
- Ich kann im Notfall laute Musik hören.
- Ich kann einfach tanzen.
- Ich werde definitiv darauf verzichten, mir selbst wehzutun, denn ich weiß, dass dadurch mein ganzes Befinden auf Dauer noch schlimmer wird.
- Ich werde es genießen, wenn ich den Notfall ohne selbstverletzendes Verhalten mit den vorgenannten Strategien überstanden habe.

Was auch immer Sie tun möchten, es wird Ihnen helfen. Verboten ist einzig und alleine aggressives oder selbstverletzendes Verhalten. Beginnen Sie damit, etwas Konstruktives zu tun. Etwas, von dem Sie entweder ein Ergebnis erhalten und über welches Sie oder andere sich hinterher freuen. Wichtig ist, dass Sie ab sofort daran glauben, dass Sie dieses unerwünschte Gefühl sehr schnell wieder loswerden können.

Abstürze vermeiden

Marius, 36, Büroleiter in einem mittelständischen Unternehmen, erzählt nach einer schweren Krise:

> „Es fing letzte Woche an. Ich hatte die Trennung von Karin immer noch nicht überstanden. Meine Freundin war vor sechs Wochen ausgezogen. Wir hatten zuletzt nur noch gestritten, meine ewige Eifersucht ging mir selbst tierisch auf die Nerven. Rational sah ich ein, dass die Trennung das Beste für uns sei. Meine Emotionen ließen mich aber nicht zur Ruhe kommen. Ständig musste ich an sie denken. Tag und Nacht. Oft wurde ich nachts wach, griff neben mich, doch sie war nicht da.
>
> Karin und ich arbeiteten zu dieser Zeit noch im gleichen Betrieb. Ich bemerkte argwöhnisch, dass sie nach unserer Trennung auch freundlicher zu anderen männlichen Kollegen war. Ich spionierte abends nach Feierabend ihre Outlook-Dateien aus, schaute, was sie sich mit diesen Männern für Intranet-Mitteilungen schrieb. Auch ihr Handy war nicht sicher vor mir … Als sie bemerkte, dass ich ihr nachspionierte, machte sie einen Riesenaufstand. Ich fühlte mich total schlecht danach, ekelte mich vor mir selbst.
>
> Von da an ging es mir Tag für Tag schlechter. Ich konnte kein Telefonklingeln mehr ertragen, ich fürchtete mich vor anderen Menschen, hasste gar alle Menschen. In meinem Kopf drehte sich alles. Ich war nicht mehr in der Lage,

irgendetwas zu essen, einzukaufen oder zu kochen. Ich konnte irgendwie keinen klaren Gedanken mehr fassen. Alles verschwamm irgendwie so wie Brei in meinem Kopf. Oft spürte ich meine Arme oder Beine nicht mehr richtig. Fühlte mich wie in Watte eingepackt. Meine Stimmungen wechselten zwischen Wut und Selbstmitleid. Bis ich dann samstags abends zum ersten Mal an Selbstmord dachte. Ich rief meine Ex-Freundin an und sagte ihr Lebewohl ... Ich weiß nicht, wie ich es getan hätte, aber es war mir sehr ernst. In dieser Situation wurde ich plötzlich ganz kalt und gleichgültig. Ich hatte keine Angst, es zu tun.

Samstags abends tauchten dann Freunde bei mir auf, die durch meine Ex-Freundin alarmiert worden waren. Sie blieben die ganze Nacht und brachten mich morgens zu einem Psychiater, der mich bereits früher behandelt hatte. Der verordnete mir ein starkes Antidepressivum und außerdem ein Beruhigungsmittel. Meine Freunde achteten darauf, dass ich nur so viel Pillen zu Hause hatte, wie ich gerade einnehmen sollte. Ich bin meinen Freunden heute wirklich dankbar. Montags abends ging ich dann zu meinem eigenen Therapeuten, der mir einen Notfalltermin zwischendurch gab. Wir redeten über die Trennung, er baute mich wieder auf, gab mir neuen Lebensmut. Er bearbeitete meinen Liebeskummer und das Verlassenheitsgefühl mit EMDR. Danach ging es mir besser. Bereits dienstags fühlte ich mich wieder relativ stabil. Nach der EMDR-Behandlung verschwanden die intrusiven Gedanken an Karin. Sie trat in meinen Emotionen irgendwie in den Hintergrund.

Inzwischen sind drei Wochen seit dieser Krise vergangen. Es hat sich viel getan. Ich habe heute meine Arbeit gekündigt, weil ich einen Vertrag in einem anderen Unternehmen bekommen habe. Auch habe ich am letzten

Wochenende eine andere Frau kennengelernt, mit der ich jetzt zwei Mal aus war … Das Leben geht weiter. Ich hoffe, dass nach der Krise nicht vor der Krise ist."

Dem Außenstehenden mag sich der Eindruck vermitteln, dass Borderliner ganz plötzlich in eine Krise fallen, die zu schwerwiegendem selbstverletzendem Verhalten oder zum Zusammenbruch führt, der nicht selten in der Klinik behandelt werden muss. Dabei kündigen sich diese Dekompensationskrisen schon einige Zeit vorher an. Es scheint so, dass wie bei allen Nicht-Borderlinern auch Stress und Überanstrengung zu Krisen führen können.

Nur, der Borderliner dekompensiert sehr viel schneller als Nichtbetroffene. Die Symptome einer Dekompensation ähneln denen einer depressiven Krise. Einige Patienten berichten mir, dass sie vor einer Krise häufig ganz unstrukturiert waren, sich kaum mehr für oder gegen etwas entscheiden konnten. Einig sind die Betroffenen sich, dass in solchen Zeiten das innere und äußere Chaos in ihrem Leben zunimmt.

Ebenso fällt dem Betroffenen kurz vor der Krise seine Einsamkeit noch viel mehr auf. Alkohol, aber auch normalerweise eingenommene Medikamente werden gesteigert. Einige Borderliner bekommen Fressanfälle oder das Gegenteil tritt ein - weitgehende Nahrungsverweigerung. Den Betroffenen geht in dieser Zeit so ziemlich alles ganz gehörig auf die Nerven. Eine größere Schreckhaftigkeit und Geräuschempfindlichkeit wird ebenso berichtet wie ein weiterer Abfall des Selbstwertgefühls. Aggressionen, auch im Straßenverkehr, häufen sich in diesen Zeiten. Sowohl die frei flottierende Angst als auch spezifische Phobien werden schlimmer wahrgenommen. Betroffene gehen in ein überwiegend introvertiertes Verhalten, machen irgendwie „dicht". Die Außenwelt wird fatalistisch oder gleichgültig gesehen. Auch Zorn auf alle anderen Menschen kann vorkommen.

Viele Betroffene bemerken in solchen Zeiten, dass sie krampfhaft viele Menschen anrufen, um irgendwie doch wieder ein Gefühl des eigenen Selbst zu finden. Manch Betroffener erzählt von Einschlafstörungen, Durchschlafstörungen und morgendlichem Früherwachen.

Zusammenfassend kann man sagen: Im Normalfall funktioniert ein Borderliner zu zwei Dritteln wie jeder andere Mensch. Maximal ein Drittel oder oft weniger seiner Verhaltensweisen ist typisches Borderline-Verhalten. In den Zeiten sich anbahnender Krisen verringert sich der Prozentsatz des normal-durchschnittlichen Verhaltens. Die gesunden Anteile scheinen in jenen Momenten nicht mehr aktivierbar zu sein. Der morbide Borderline-Anteil übernimmt die Oberhand.

Den Betroffenen möchte ich sagen, dass jede andere chronische Krankheit auch Phasen kennt, in denen die Menschen dekompensiert sind und zusätzlicher Hilfe bedürfen, z. B. bei Bluthochdruck. Auch Menschen mit Depressionen stürzen hin und wieder noch einen Schritt tiefer ab.

Was können Sie selbst tun?

Konzentrieren Sie sich mehrmals am Tag auf etwas ganz Positives, was in ihrem Leben stattfand, vielleicht die Geburt eines Kindes, eine bestandene Prüfung … Führen Sie die weiter vorne im Buch beschriebene EFT-Übung durch. Sagen Sie sich dabei immer den Satz:

- Es wird viele positive Momente in meinem Leben geben.

Beklopfen Sie dabei die entsprechenden Akupunkturpunkte, wie im Kapitel beschrieben.

Machen Sie in solchen Zeiten vermehrt Dinge, von denen Sie wissen, dass sie Ihnen guttun. Schreiben Sie sich einen großen Zettel:

- Bis heute bin ich immer wieder aus jedem negativen Gefühl herausgekommen.

Und hängen Sie sich diesen Zettel dorthin, wo Sie ihn am häufigsten sehen werden.

Machen Sie all die Dinge, die Sie positiv spüren können:

- Nehmen Sie ein Bad mit einem wohlriechenden Ölzusatz, wie z. B. Lavendel-, Teebaum- oder Minzöl.
- Hören Sie so oft es geht im Auto oder zu Hause Ihre Lieblingsmusik.
- Beginnen Sie damit, Kreuzworträtsel oder Sudokus zu lösen.
- Beginnen Sie ein ganz neues Hobby.
- Kaufen oder leihen Sie sich irgendein Instrument und beginnen Sie darauf zu spielen, egal ob Sie es können.
- Beginnen Sie eine neue Fremdsprache zu lernen.
- Räumen Sie Ihre Wohnung etwas um, kaufen Sie irgendeinen neuen Gegenstand, ein Bild, vielleicht eine Tischdecke. Zünden Sie Kerzen an, fühlen Sie sich „zu Hause".

Wohlgemerkt, selbstverständlich weiß ich, dass es Ihnen schwerfallen wird, sich dazu zu motivieren, überhaupt etwas gegen die sich anbahnende emotionale Krise zu tun, aber Sie müssen diesen Schritt tun.

Der Absturz in die Krise wird Ihnen wesentlich mehr Energie abverlangen als das Überwinden der Unlust. All diese Aufgaben oder ähnliche selbst auferlegte Aufgaben haben einen Aktivcharakter. Dies aus der Erfahrung heraus, dass Borderliner oftmals vor passiven Dingen wie Meditation oder passivaktiven Dingen wie progressiver Muskelrelaxation nach Jacobson einfach Angst haben. Viele Betroffene bekommen bei passiven Ruheübungen eher negativere Gefühle, häufig auch Dissoziationen.

Gönnen Sie sich in Ihrem Arbeitsalltag auch mal eine Pause. Halten Sie die möglichen Pausenzeiten ein. Gehen Sie in der Pause ein wenig spazieren. Machen Sie Atemübungen, bewegen Sie Ihre Arme und Beine, konzentrieren Sie sich auf das Feedback aus Ihrem Körper. Essen und trinken Sie ausreichend und seien Sie achtsam mit sich selbst.

Denken Sie darüber nach, wie oft Sie sich in zurückliegenden Zeiten schlecht gefühlt haben und wie Sie immer wieder aus diesen Phasen herausgekommen sind. Schreiben Sie sich all jene Begebenheiten auf, die dazu geführt haben, dass Sie aus miesen Stimmungen herauskamen. Schreiben Sie sich in ein kleines Heft alle diese Notfallstrategien und wenden Sie diese – soweit möglich – bereits bei Frühzeichen einer emotionalen Verschlechterung an.

Im Falle parasuizidaler Gedanken, also wenn Sie den überstarken Wunsch nach Selbstverletzung oder gar den Wunsch danach haben, „Schluss zu machen“, müssen Sie sofort Hilfe suchen. Rufen Sie Hausarzt, Notarzt oder Ihren Therapeuten an. Notfalls Polizei oder Feuerwehr. Selbst wenn Sie sich dazu nicht in der Lage fühlen, dann rufen Sie wen auch immer aus Ihrem Bekanntenkreis an. Schaffen Sie sich in Zeiten, in denen es Ihnen gut geht, eine Notfallliste mit Telefonnummern an. Vermerken Sie die Telefonnummern von Telefonseelsorge, Arzt oder der psychiatrischen Ambulanz. Notieren Sie Nummern von Ärzten oder Therapeuten, die Sie bereits kennen, bei denen Sie früher bereits in Behandlung waren. Schreiben Sie sich in oder auf dieses Heft kurze Glaubenssätze wie z. B.:

- Ich werde aus jeder schlechten Stimmung wieder herauskommen.
- Mein Leben ist in 80 Prozent der Zeit ganz wundervoll und frei von diesen negativen Gefühlen.
- Ich bin ein wertvoller Mensch.
- Andere lieben mich und freuen sich darüber, dass ich lebe.
- Die Einsamkeit findet nur in meinem Kopf statt. Viele Menschen denken ganz oft an mich.
- Bereits in kurzer Zeit wird es mir wieder gut gehen.
- Ich habe folgende Strategien, um mich wieder in ein gutes Gefühl zu bringen: …

Notieren Sie sich in guten Zeiten alle Strategien, die dazu geeignet sind, Sie in ein gutes Gefühl zu bringen.

In ein Notfallheft gehört auch eine sogenannte Selbstverpflichtung. Ein Vertrag, den Sie in guten Zeiten mit sich selbst abschließen. Schreiben Sie dort hinein, dass Sie ganz klar und im Vollbesitz Ihrer geistigen Kräfte sind. Verpflichten Sie sich, auch für den Krisenfall auf Selbstmord zu verzichten. Begründen Sie dies mit Ihren Zielen, der Sorge um andere Menschen, dem Stolz auf sich selbst.

Schreiben Sie sich in Ihr Notfallheft alle Erfolge, die sie jemals hatten.

Bitte bedenken Sie, dass es Ihnen in einem Zustand der Dekompensation wirklich so vorkommt, als ob Sie nie wieder da herauskommen werden. Vertrauen Sie sich und vor allem, trauen Sie sich etwas zu. Sie werden wieder aus diesem Zustand herauskommen. Borderliner sind überwiegend hoch belastbar, haben Ressourcen und eine hohe Fähigkeit zur Selbstaktualisierung. Sehen Sie diesen dekompensierten Zustand so an, dass Sie eben tiefer abstürzen können als andere. Hin und wieder „schlecht drauf zu sein“ gehört zur ganz normalen emotionalen Schwingungsfähigkeit des Menschen. Erst hinter diesem Punkt beginnt die Pathologie der Borderline-Störung. Das bedeutet: Eine Stimmung, in welcher Sie alles ankotzt, kann, sofern sie kurzfristiger Natur ist, durchaus als normal angesehen werden. Erst wenn diese Stimmung in eine tatsächliche Hilflosigkeit mit autoaggressiven Gedanken umschlägt, beginnt ein interventionsbedürftiger Zustand.

Sofern Sie von Ihrem Arzt Medikamente zur dauerhaften oder gelegentlichen Einnahme bekommen haben, wie z. B. Antidepressiva oder Benzodiazepine, dann halten Sie sich auch in Krisenzeiten strengstens an den Verordnungsplan. Rufen Sie im Zweifel erst Ihren behandelnden Arzt an, bevor Sie Medikamentendosen erhöhen oder miteinander kombinieren. Schreiben Sie sich diesen Merksatz auch in Ihr Notfallheft.

Bereiten Sie in guten Zeiten einen sogenannten Notfallkoffer für sich vor. Notfallkoffer meint nicht, dass Sie hier Klamotten für einen eventuellen Krankenhausaufenthalt einpacken, sondern Dinge, an denen Sie sich selbst wieder aufbauen können.

Das bereits beschriebene Notfallheft gehört in diesen Koffer, der ein oder andere Lieblingsgegenstand, der positive Erinnerungen in Ihnen hervorruft. Vielleicht ein Urlaubsmitbringsel, Fotos von geliebten Menschen oder Haustieren. Ein ganz persönlicher Talisman oder sonst ein Objekt, das Ihnen viel bedeutet, wie z. B. Ihre Lieblings-CD, Ihr Lieblingsbuch.

In den Notfallkoffer gehören außerdem alle die Dinge, die Ihnen dabei helfen, sich wieder zu spüren, wie z. B. starke Duftöle, Gummiband für den Unterarm, getrocknete Chilis – eben all die Skills, die Sie bereits erfolgreich erprobt haben.

Sinnvoll sind auch Therapieverträge, die Sie in eventuell früheren Klinikaufenthalten geschlossen haben. Legen Sie diese Verträge ebenfalls in Ihren Notfallkoffer.

Sofern frühere Abstürze bereits zu stationären Aufenthalten geführt hatten, ist es sinnvoll, mit Ihrem Arzt eine Art Notfalleinweisung in eine psychiatrische Klinik vorzubereiten. Ihr Arzt kann Ihnen einen Befundbericht mit der verordneten Medikation und einer einschlägigen Diagnose schreiben. So ersparen Sie sich sinnlose Diskussionen in der Notaufnahme und medikamentöse Feldversuche an sich. Diesen Befundbericht oder diese Notfalleinweisung können Sie undatiert in

Ihrem Notfallkoffer aufbewahren. Sprechen Sie frühzeitig mit ihrem Arzt darüber.

Beginnen Sie frühzeitig damit, Menschen aus ihrem sozialen Umfeld anzurufen, wenn Sie bemerken, dass Sie emotional abstürzen.

Bewahren Sie in ihrem Notfallkoffer die Telefonnummer des Borderline-Netzwerks e. V. auf. Das Borderline-Netzwerk hat einen Telefonzirkel initiiert. Der Telefonzirkel ist ein ehrenamtliches Angebot „von Betroffenen für Betroffene" und richtet sich an Betroffene mit einer Borderline-Störung und deren Angehörige.

Die Sprechzeiten des Telefonzirkels sind: montags bis sonntags von 19:00 bis 23:00 Uhr unter der Nummer 0700 6031 0000.

Wenn Sie dort niemanden persönlich erreichen, hinterlassen Sie Ihre Telefonnummer auf dem Anrufbeantworter. Ehrenamtliche Helfer, die selbst von der Borderline-Störung betroffen sind, werden Sie zurückrufen. Ganz sicher wird Ihnen das Feedback eines ebenfalls Betroffenen, der sich in einer stabileren Situation befindet als Sie, Ansporn sein, durchzuhalten.

Distanzgefühl bearbeiten

Das Distanzgefühl, so erzählen mir Betroffene immer wieder, ist wie ein „Abstellen der Liebe, Abstellen der Gefühle" zum Partner oder auch zu anderen Bezugspersonen. Neben der gespürten Überforderung, bei der es eher ein „vor Glück weglaufen“ zu sein scheint, gibt es noch einen zweiten Grund für das plötzliche Raum- und Luftschaffen. Vielfach entsteht es dann, wenn die Partnerschaft sich nicht ständig in der idealisierten Art und Weise entwickelt. In diesem Moment wird die Liebe zum Partner „heruntergeregelt“, um nicht verletzt zu werden. Der Partner wird in die Kategorie „böse“ eingestuft und mit Passivität oder Ignoranz bestraft.

Das Verhalten wird vom Betroffenen über Stunden bis Tage fortgeführt. Er kann sich völlig aus der Beziehung zurückziehen, scheinbar auf eine imaginäre einsame Insel verschwinden. Von dort kommt er erst zurück, wenn sich etwas ändert, das heißt, der Partner ihm hinterherläuft oder der Betroffene günstigstenfalls einen Kompromiss findet, nachdem er zwei oder drei Tage gelitten hat. Beziehungspartner erleben diesen Rückzug als starken Affront gegen ihre eigene Person, denn sie können nicht verstehen, warum sie „böse“ waren, nur weil sie vielleicht noch andere Interessen neben dem Partner haben. Sehr schnell stört dieser häufige unerwartete Rückzug die Stabilität der Partnerschaft.

Rückzug kommt in Borderline-Partnerschaften als eines der Frühsymptome vor, oft bevor andere belastende Handlungen des Borderliners stattfinden. Mit dem Rückzug versucht der Borderliner den Partner auch zu maßregeln oder zu bestrafen. Das Verhalten erinnert an das eines Kindes, das seine Mutter mit Ignoranz oder Nichtreden bestraft, wenn es das gewünschte Objekt seiner Begierde nicht erhielt.

Der mit Eintritt des Distanzwunsches entstehende Rückzug kann auch nur ein innerer Rückzug sein. Betroffene können beim Partner und gleichzeitig eine Million Kilometer entfernt sein. Tritt dieses Verhalten bei Jugendlichen auf, werden sie oft als Eigenbrötler wahrgenommen. Die von außen kommende emotionale Zuwendung, ein „an die Hand Nehmen", ist in der Akutphase der Distanzierung für Beziehungspartner oder Freund kaum möglich. Damit sich der Betroffene durch das ständige Insistieren seitens des Partners - der zu Recht nachfragt - nicht in eine Eskalationssituation begibt, sollte der Partner ihn in solchen Momenten erst einmal in Ruhe lassen.

Innerhalb der Partnerschaft lässt sich dieses Distanzgefühl nur dann im Dialog bearbeiten, wenn es gerade nicht vorhanden ist. Wird der Borderliner während seines Rückzugs in Erklärungsnot und damit in die Enge getrieben, reagiert er oft impulsiv, mit Vorwürfen, wütend.

Fragen Sie sich selbst, wann das Distanzgefühl in Ihrem Leben für Sie sinnvoll war. In welcher Phase Ihres Lebens war das Distanzgefühl ein Lösungsversuch? Wo mussten Sie weglaufen, um mit emotional unerträglichen Situationen fertig zu werden? Stellen Sie sich die Frage, auch wenn diese für Sie vielleicht mit schmerzlichen Erinnerungen behaftet ist.

Schreiben Sie sich den genauen Sachverhalt auf. Warum fühlen Sie sich gerade ungerecht behandelt? Sind Sie eifersüchtig auf den Partner oder dessen Freunde und anderweitige Bezugspersonen oder Interessen? Ist es nicht normal, dass Menschen auch Interessen haben, die sie vielleicht ganz alleine ausüben, ohne Freundin, Freund oder Ehepartner?

Gehen Sie bei jedem neuen Distanzgefühl in diese Art Introspektion mit sich selbst. Versuchen Sie ganz objektiv aufzuschreiben, was zu diesem Gefühl geführt hat. Aus den zahlreichen Fallanalysen mit meinen Patienten weiß ich, dass es dem Betroffenen überwiegend sehr klar ist, warum er gerade „auf seine Insel" will. Damit Sie ganz ehrlich mit Ihrer objektiven Schilderung sein können, nehmen Sie sich vor, das beschriebene Papier hinterher zu vernichten. So kann es nie jemand lesen und Sie dürfen ehrlich zu sich selbst sein.

Schlusswort

> Stille macht uns Angst.
> Angst macht uns stille.
> Erhard Blanck, (*1942), deutscher Heilpraktiker, Schriftsteller und Maler

Beginnen Sie ab sofort damit, in sich hineinzuhorchen. Es ist nicht still in Ihnen. Sie haben ein Ich, eine Identität, Sie leben! Es ist dieser Ruf ins Nirgendwo, der das Bedrückende im Borderliner auslöst. Lassen Sie Ihren Ruf nicht weiter ungehört bleiben. Lassen Sie Gefühle Ihrer Existenz zu. Spüren Sie sich. Seien Sie achtsam. Essen, trinken, lieben Sie und lassen Sie Ihre positiven Empfindungen zu. Schärfen Sie Ihre Wahrnehmung. Nichts ist so, wie Sie es bisher glaubten. Finden Sie den Mittelweg zwischen Ihrer eigenen Wahrnehmung und dem, was andere für ihre Wahrnehmung halten. Bilden Sie ganz viele Gedankennetzwerke für neue, positive Erinnerungen. Lassen Sie bei allem Positiven auch einmal zu, dass Sie es gerade genießen. Sie dürfen genießen und glücklich sein, ohne sich zu bestrafen. Heilen Sie Ihr inneres Kind, Sie sind erwachsen. Verzeihen Sie sich für all die dummen Dinge, die passiert sind. Sie sind ein liebenswürdiger Mensch, genau wie jeder andere auch. Glauben Sie an sich und daran, dass eine Heilung durch Ihre eigne Kraft und die Hilfe guter Therapeuten möglich und wahrscheinlich ist. Leben Sie Ihr Leben im Hier und Jetzt und nicht in irgendwelchen Zukunftsutopien. Nehmen Sie die Menschen mit all ihren Unzulänglichkeiten an. Denken Sie immer daran, wie viele schöne Tage Sie doch nach einem einzigen schlechten Tag hatten. Ihre Zukunft beginnt heute. Gefühle zulassen können Sie üben, hören Sie in sich hinein. Seien Sie ehrlich und sagen Sie Ihrem Partner, Ihrer Partnerin, wenn Sie Angst haben. Werden Sie kein „Angstbeißer".

Sagen Sie sich ab heute STOPP zur Borderline-Störung und beginnen Sie, an sich zu glauben.

Ihr Bernd Pelzer
Wormeldange / Luxemburg im März 2010